AF403538

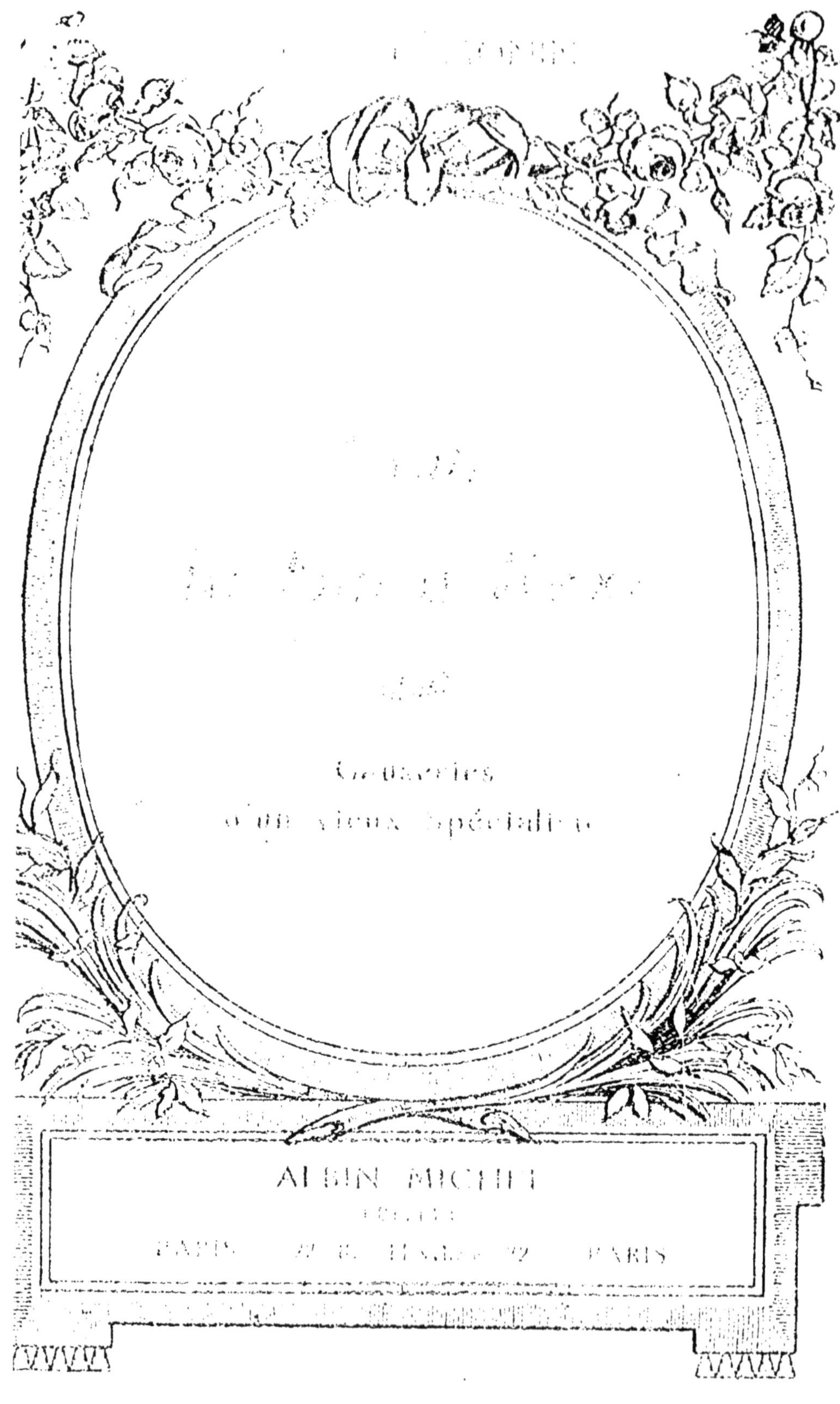
Causeries
d'un vieux spécialiste
ALBIN MICHEL
PARIS   PARIS

POUR LE BEAU SEXE

DU MÊME AUTEUR

Dᵣ E. MONIN

Pour le Beau Sexe

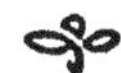

CAUSERIES D'UN VIEUX SPÉCIALISTE

« Semper eadem, sed aliter »

(Cic.)

PARIS

ALBIN MICHEL, ÉDITEUR

22, rue Huyghens, 22

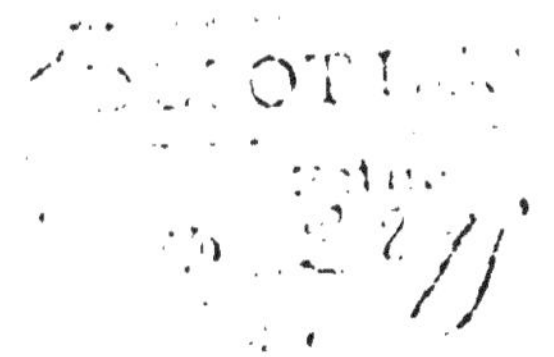

AVANT-PROPOS

Jamais une femme ne lance à l'homme le plus aimé de regard aussi ardent que celui dont elle gratifie son miroir. On croirait parfois que les femmes tiennent plus à leur beauté qu'à leur vie. Aussi, consentent-elles aux traitements les plus ridicules, les plus dispendieux, et même les plus dangereux, pour essayer de prolonger ou d'augmenter leurs charmes. Cette religion de soi n'est pas nouvelle, en France, puisque l'auteur des Essais nous montre, déjà, combien, de son temps, les femmes consentaient facilement à souffrir pour être belles : « Qui n'a ouï parler, à Paris, dit-il, de celle qui se fit écorcher pour en acquérir le teint plus frais d'une nouvelle peau? Il y en a qui se sont fait arracher des dents vives et saines pour les ranger en meilleur ordre... J'en ai vu engloutir du sable, de la cendre, et ruiner leur estomac pour acquérir de pâles couleurs. Pour faire un corps bien espagnolé, quelle gêne ne souffrent-elles pas, guindées et sanglées avec de grosses cordes sur les côtes, jusques à la chair vive, oui, quelquefois à en mourir... »

Plus qu'à l'époque de Montaigne, au sein de notre mêlée vitale actuelle, la femme de toutes conditions doit s'efforcer de ne point déplaire. C'est pourquoi elle est devenue l'objet assidu d'une exploitation sans vergogne par les charlatans de tout acabit dont l'audace n'a d'égale, le plus souvent, que la parfaite incompétence. La crainte de s'afficher empêche toujours la victime de se plaindre et d'attaquer en justice ceux qui abusèrent de sa naïve confiance : les escrocs n'en sont que plus à l'aise pour leurs vols et leurs chantages. D'ailleurs, une femme serait inconsolable, si elle était condamnée à suivre, pour sa santé, les traitements qu'elle endure dans le seul but, combien aléatoire, de s'embellir!

Mais, comme le remarque, non sans justesse, une héroïne de Marivaux, — si notre coquetterie est un défaut, qui devons-nous en accuser, sinon les hommes? Nous avez-vous laissé d'autre ressource que le misérable emploi de vous plaire? — Il y a du vrai dans cette boutade; mais rappelez-vous la vérité amère du moraliste : ce n'est pas sans peine que les femmes plaisent moins.

Abritez-vous donc contre toute déception, en

suivant ponctuellement les préceptes de la nature et de l'hygiène et en vous pénétrant bien de cette vérité que la santé est le seul cosmétique vraiment efficace. C'est ce que je démontre à toutes les pages de ce petit volume. L'hygiéniste ne donne pas la beauté : il se contente de la servir, mais toujours avec science et probité. Comme on n'est souvent aimée que pour un détail, il ne faut rien négliger, si l'on veut être et rester aimée. C'est pourquoi je n'ai pas craint d'entrer ici dans les minuties et les répétitions; elles n'ont rien d'oiseux, parce qu'elles font entrer les vérités de l'expérience consommée en des cerveaux parfois encombrés de tous les préjugés. Quant à la multiplicité des formules, elle s'adresse surtout à ceux de mes confrères non spécialistes, qui ont besoin d'un guide pour des questions encore fort mal enseignées dans les écoles de médecine.

Lorsque, selon le mot de l'Écriture, « le vin de la jeunesse nous enivre », nous croyons pouvoir braver toutes les tempêtes. Et pourtant, « rien n'égale la fureur d'une jolie femme qui se lève avec un bouton sur le nez » (DIDEROT). La connaissance de l'hygiène de la beauté préviendra ainsi bien des larmes et améliorera certains caractères acariâtres ou misanthropes.

Quoique la beauté soit la principale intelligence des femmes, la laideur donne, parfois, de l'esprit, comme la beauté de la bêtise : c'est pourquoi tant de laides font leur chemin. Lorsqu'une laide se fait aimer, ce ne peut être qu'éperdument. La femme qui n'est pas jolie est pire, puisque celui qui l'aime considère souvent comme des charmes ses imperfections. La jeunesse n'est pas, non plus, absolument indispensable: Cléopâtre, Agnès Sorel, Diane de Poitiers, lady Hamilton, avaient dépassé la quarantaine lorsqu'elles fascinèrent Antoine, Charles VII, Henri II, Nelson. Je ne rappellerai pas l'histoire, plus moderne, de Ninon, qui faisait encore des conquêtes à soixante ans!

Malheureusement, faute de soins rationnels, la plupart des femmes ressemblent souvent à ces roses trop épanouies, qui tombent en une heure (MAUPASSANT). *La médecine peut tout, pour prévenir ces vieillesses anticipées, tandis que l'institut, dit de beauté, n'y peut rien. A l'outrage des ans, il ajoutera le ridicule des émaillages et des maquillages : comme dans le célèbre tableau de Coypel, l'Amour ne se trompe guère à cette mascarade et s'enfuit en riant, gardant pour une plus jeune la flèche qu'il s'apprêtait à lancer. Toute femme raisonnable devrait laisser aux vieilles cocottes ces soins menteurs et fétichistes, et abandonner ce fard, qui ressemble à une ravigote pour accommoder les basses viandes.*

On n'a généralement que la figure qu'on mérite. Laissez donc le divin miroir du visage refléter vos véritables traits, sans vous obstiner en d'infernales prétentions à l'éternelle jeunesse ! Consolez-vous par la beauté de l'âme, supérieure à l'autre en ce qu'elle s'accroît avec les années...

Mais à l'heure présente, hélas! ce n'est plus seulement les vieilles qu'il faut rappeler à l'ordre, au point de vue de l'usage des poudres, des fards et des teintures. On voit de toutes jeunes filles acharnées à s'enlaidir dans la fréquentation assidue de tous ces « produits de beauté ». Elles feraient sagement d'écouter les judicieux conseils d'Albert Boissière : « Dédaignez le rouge qui fait les lèvres sanglantes, comme si le rôle d'une jeune fille était de manger perpétuellement des mûres; n'abusez pas de la poudre de riz, duvet des pêches de seconde qualité... »

Dr E. MONIN.

POUR LE BEAU SEXE

PREMIÈRE CAUSERIE

Généralités sur la Beauté : l'Attitude

La beauté, c'est l'arme de la femme. Scientifiquement, il existe, d'après Winckelmann, deux sortes de beautés : « L'une, affable et douce, mais qui répugne à être méconnue; l'autre, sérieuse, *hiératique* en quelque sorte, se maintenant en une heureuse et constante sagesse, qui se suffit à elle-même. » L'une et l'autre s'enfuient sur les ailes du temps! Le malheur, pour la femme, c'est de ne pas vieillir tout d'un coup : mais si le *Zusammen Gefall* était la règle, que deviendrait l'hygiène de la beauté? La vérité, c'est que la jeunesse est souvent fonction de volonté ou acte d'auto-suggestion : sans prétendre que la femme n'ait, absolument, que l'âge qu'elle veut bien laisser paraître, il est incontestable qu'un désir énergique et soutenu peut faire reculer la faulx du vieux Chronos.

Si le jury des concours de beauté veut demeurer à peu près équitable, il doit se servir de l'échelle de Piles, divisée en 100 degrés. Autrement dit, il accordera : 10 points pour la couleur de la peau, 20 pour les formes et proportions, 30 pour l'expression et 40 pour les grâces (au total : 100).

Un certain nombre de tics nuisent à la beauté la plus véritable : le plissement du front, le froncement des sourcils, le reniflement, le soulèvement convulsif des ailes du nez, la bouche bée, les balancements, l'onychophagie, etc., que sais-je? La plupart de ces tics sont du ressort exclusif de l'art médical, et, d'ordinaire, fort évitables.

Comme le dit le fin auteur de *Sylvestre Bonnard*, la physionomie n'est pas seulement dans les traits du visage : « Il y a des mains spirituelles et des mains sans imagination; des genoux hypocrites, des coudes égoïstes, des épaules arrogantes et de très bons dos. » Les manières (sorte de fusion des mouvements de l'esprit et du corps) jouent, pour cela, un rôle primordial dans la beauté féminine. La démarche n'est-elle pas un des charmes les plus gracieux du beau sexe? Il est très important de la surveiller. Respirez profondément; portez la tête haute, les genoux droits, les pieds un peu en dehors; ne balancez pas le corps en marchant; ne baissez pas le menton; ne posez pas les pieds à plat, mais toujours le bout du pied d'abord; ne traînez pas les pieds, mais faites-les glisser légèrement, sans jamais les lancer en avant; ne remuez pas non plus les épaules à chaque pas. Une démarche distinguée rehaussera le physique le plus ordinaire et enrichira le plus simple costume. Souvenons-nous, au surplus, que ce n'est pas l'auteur d'un vêtement qui lui donne de l'élégance, mais celle qui le porte.

Pour en finir avec l'attitude, remarquons que l'extension du corps répond toujours aux états agréables et expansifs de l'âme, tandis que la flexion exprime la tristesse et les passions déprimantes. A leur tour, ces *habitus* corporels retentissent sur l'idéation : en les surveillant, on peut donc acquérir des manières agréables et éviter d'être antipathique, parfois sans avoir même l'excuse d'être laide.

Les femmes se font aimer beaucoup plus par ce qu'elles promettent que par ce qu'elles tiennent réellement. C'est pourquoi la parure possède sur la beauté féminine une si grande influence, qui retentit même sur son esprit : « On n'a pas la même âme en robe du matin qu'en toilette du soir », disait Delphine Gay, qui s'y connaissait. Cela n'est pas douteux.

En ce qui concerne le costume proprement dit, il faut noter que le bleu, le vert, le mauve, conviennent, en général, aux blondes et aux rousses; le rose, le rouge, le maïs, aux châtaines et aux brunes; le blanc et le noir à toutes les femmes. Toutefois, nos lectrices savent qu'aucune couleur n'existe d'une manière absolue et que telle nuance, au contact de telle autre, peut acquérir son *maximum* d'intensité. Ainsi, les vêtements blancs-bleutés conviennent aux chairs roses et délicates des jeunes filles; les femmes au visage pâle et bistré adopteront les blancs écrus, gris ou ivoirins; les personnes bien en chair et hautes en couleur seront souvent avantagées par le noir, dont il existe, industriellement, d'innombrables nuances.

L'hygiène des attitudes doit commencer dès l'enfance. Chez les jeunes filles, on surveillera le mobilier scolaire, le tabouret de piano et l'on évitera les hauts talons, causes de déformations et de courbures vertébrales. La raideur du maintien, la démarche saccadée nuisent souverainement à l'harmonie, à la *consonnance* du corps. Être belle, c'est, avant tout, être d'ensemble.

Une taille serrée ne convient ni aux maigres

ni aux grasses, dont elle rend plus saillantes les disgrâces physiques.

On peut définir, philosophiquement, la mode : une sorte de mimétisme évolutif, dépendant à la fois de la passion d'amour et du péché d'orgueil. La mode est haïssable, suivant J. de Gaultier : c'est l'insigne grégaire par excellence, c'est le reniement de soi par l'individualité, cachée sous la livrée du nombre. La mode est, cependant, le reflet des mœurs : les robes garçonnières actuelles symbolisent les idées féministes et le dédain du jour pour la maternité. Elles sont la gaîne d'un éphèbe sans relief et la négation de la *féminité,* au profit de je ne sais quel *féminisme* sans entrailles! Quand viendra-t-il, le nouveau Rousseau, qui persuadera encore au beau sexe que la maternité est un charme, l'allaitement une élégance et que les formes graciles ne sont pas incompatibles avec un aimable arrondissement, le costume pouvant accuser le tronc et la poitrine, sans pour cela, les condamner?

Les vêtements étroits (et principalement les maillots collants et autres corsets serrés) présentent des dangers sérieux au point de vue de la circulation du sang et de la perspiration cutanée, surtout (ce qui est fréquent) lorsqu'il s'agit de femmes mûres, qui cherchent, en refoulant leur exubérance, à juvéniliser leur maintien. Et je ne parle pas de la gêne apportée aux fonctions de l'estomac, du foie, de l'intestin et du bas-ventre! Si encore ces constrictions anormales se trouvaient compensées par des mouvements et de l'exercice appropriés; mais lorsqu'on se harnache ainsi, c'est pour aller, presque toujours, achever de s'étioler dans l'air vicié des réunions mondaines. Cependant, seuls, les sports bien pratiqués et les agents physiques restent capables de confirmer la beauté des lignes par la culture musculaire rationnelle. Quelle différence entre la grâce libre et souple du maintien qui en résulte et l'attitude raide et recherchée de la contrainte!

L'art de la marche ne saurait exister que par l'exercice raisonné du sens musculaire : autrement, la marche n'est qu'un déhanchement inharmonique et saccadé. Des jupes trop serrées gênent visiblement les mouvements du bassin et l'écartement rythmique des jambes. Les talons hauts (on en voit de 10 centimètres!) allongent et amincissent la taille, mais portent en avant l'axe du corps; alors, pour garder l'équilibre, la poitrine et la tête se rejettent en arrière, le ventre fait saillie, les reins se creusent; la démarche, disgracieuse, rappelle le dandinement du canard.

Pour peu que la femme soit arthritique, ces efforts anormaux entraînent les crampes dans les mollets, les varices, les vénosités par contracture musculaire et la douleur des orteils pendant l'extension.

Pour marcher avec élégance, il faut : porter le pied en avant, toucher le sol avec la pointe et laisser tomber le talon, les cuisses fléchissant légèrement sur les jambes, ce qui scande le pas d'un léger balancement. Dans la position assise, les pieds doivent se rapprocher, le corps étant droit et les mains reposant mollement sur les cuisses, doigts écartés. Croiser les genoux est absolument contraire à la distinction du maintien. Le port gracieux du cou et des épaules peut se conquérir par certains exercices. C'est ainsi qu'on arrive à rectifier la colonne cervicale, en se tenant debout et en redressant le cou le plus possible par la rentrée du menton (faites comme si vous vouliez faire le double-menton). Il faut y joindre le port de fardeaux (pas bien lourds) sur la tête : c'est à cette habitude et à l'élévation habituelle des bras que certaines paysannes (celles des Alpes-Maritimes, principalement) doivent leur port noble et leurs superbes épaules.

Bien de petites clientes aiment à me persécuter pour obtenir les moyens de grandir. Ces divers exercices sont excellents dans ce but :

mais il faut toujours instituer, parallèlement, un traitement général, dont les préparations phosphatées et iodo-tanniques, les arsénicaux, les phosphates, le fer et le manganèse font habituellement les frais. La misère physiologique (anémie, lymphatisme) est toujours nuisible à la taille : plus le milieu social est élevé, plus la moyenne des mensurations est elle-même élevée.

Ce qu'il faut surtout, c'est empêcher, dans la jeunesse, la colonne vertébrale de se dévier de sa rectilignité ; les défauts de taille viennent le plus souvent de courbures latérales du rachis. La *scoliose* des jeunes filles (qui se prononce ordinairement au moment de la formation) fait saillir l'épaule droite et les côtes du même côté : la fillette devient voûtée, se plaint de douleurs dans le dos et de fatigue lorsqu'elle cherche à se tenir droite. Puis, surviennent des malaises du côté du cœur et des poumons, etc. Il faut remédier à la scoliose par un bon mobilier scolaire, un lit dur, le corset orthopédique, les massages et électrisations, la gymnastique scientifique, la vie au grand air, les bains de mer et l'alimentation tonique. Ce sont les attitudes vicieuses, en général, qui engendrent les courtes tailles, les dos ronds et autres déformations du squelette, auxquelles prédispose la déminéralisation osseuse par déchéance nutritive. N'attendez pas les irréparables lésions : remédiez, de bonne heure, par l'hygiène et la médecine, au défaut de tonicité des tissus osseux et musculaires; faites l'éducation du sens de l'équilibre; empêchez, en un mot, par tous les moyens scientifiques, les déviations vertébrales de se confirmer. Il y va de la santé, de la beauté et du bonheur.

N'imposez pas, ô mères, le corset habillé à vos jeunes filles. Cet appareil ne sied guère que pour lutter contre les déformations de la maturité et prolonger l'automne physique de la femme, en lui maintenant une pseudo-minceur de la taille permettant quelque illusion. Mais pourquoi entraver un développement normal et empêcher le bouton de s'épanouir en rose? Avec le corset du jour (qui refoule le ventre et comprime les viscères) c'est à qui surenchérira pour supprimer l'abdomen et les hanches : le *carcere duro* enserre, maintenant, les cuisses à la manière d'un maillot raide et collant. C'est aux jeunes filles, surtout, de protester contre les absurdes déformations qu'entraînent ces compressions anormales, sous le prétexte fallacieux de beauté et de sveltesse! Faute d'une réaction nécessaire, elles demeureront forcément inférieures à leur tâche sacrée de prolonger notre race dans l'avenir.

Le corset trop serré diminue la capacité respiratoire et fait vivre en état de semi-asphyxie. Les palpitations, les troubles digestifs, intestinaux, utérins et vésicaux en sont les principales conséquences antinaturel-les. L'amélioration notable de la santé et, par conséquent, de la beauté, suit toujours le retour à l'état normal, surtout lorsqu'on rééduque les fonctions compromises au moyen d'une gymnastique appropriée. Si l'habituée du corset éprouve de la peine à s'en passer, c'est surtout à cause des atrophies musculaires dorso-abdominales progressives qui résultent de cette habitude. Restituez à la malheureuse ses sangles physiologiques : elle n'aura plus besoin de coutil, de baleines ni de buse pour se cuirasser.

Maintenant, comment se conserver à l'abri de l'embonpoint ? La jeune fille doit régler son régime, faire de l'exercice en plein air et ne pas trop prolonger son sommeil. En ce qui concerne la nutrition, je voudrais donner ici le menu typique qui réglera son régime alimentaire. Au lever, le petit déjeuner consistera en un potage au lait et à l'orge, ou bien en 100 grammes de pain grillé, sur lequel on étalera une marmelade ou une confiture de premier choix, dont on favorisera l'assimilation par une tasse de thé léger, très chaud et peu sucré. Au repas de midi, un ou deux œufs frais ou 100 grammes de poisson bouilli à chair blanche, avec 100 grammes de viande (aile de volaille, noix de côtelette, tranche de rumsteak ou de gigot alternés); légumes frais en purée (de préférence les pommes de terre ou les légumes herbacés), fruits crus ou cuits. On ne dépassera pas 125 grammes de pain grillé et 250 grammes d'eau rougie ou de bière légère, en s'efforçant de ne boire que pendant la seconde partie du repas. Je conseille, en guise de *five o'clock*, une infusion chaude de sauge ou de camomille. Au dîner, potage maigre ou au lait (panade, purée, bouillie); 60 grammes de poisson, viande ou jambon (environ moitié moins d'aliments d'origine animale qu'au repas méridien); légumes verts et fruits à volonté; crème renversée ou fromage frais; même quantité de pain (toujours grillé, de préférence, afin d'éviter les fermentations causées par cette substance, si chère aux estomacs français) et même quantité de boisson chaude.

Avec un semblable régime (ni trop, ni trop peu), on conservera un poids rationnel du corps (la beauté, comme la vertu, se plaît au juste milieu). Une fois ou deux par semaine, je permets une infraction à cette alimentation habituelle.

Chez les jeunes filles, l'inégalité ou la disproportion de volume des seins (*asymétrie mammaire*) ne doit pas être envisagée comme négligeable. Elle est souvent symptômatique de l'envahissement tuberculeux du poumon correspondant au sein atrophié. Il faut donc se méfier et ausculter, avec soin, les jeunes filles qui signalent cette anomalie (attribuée par M. Paul Richer à une névrite sympathique ou réflexe, partie du poumon.) Sachons profiter de cet avertissement de la nature pour soigner, pendant qu'il en est encore temps, les maladies de poitrine à leur aurore : la curabilité en est à peu près certaine dans cette première période. Mais il ne faut pas attendre.

DEUXIÈME CAUSERIE

La Question du Corset chez la Femme

En dépit des objurgations de l'hygiène, la
femme soutient et soutiendra toujours le corset. Vous me direz que celui-ci le lui rend
bien : n'est-il pas l'indispensable armature du
costume féminin actuel ? De plus, son rôle
éternel, inébranlable, sacré, consiste essentiellement à rabattre les superbes, à soutenir les
faibles, à contenir les égarés et même (doit-on
le dire?) à illusionner sur les absents. L'important est de savoir éviter les modèles anti-
anatomiques et anti-physiologiques de Sa
Majesté la Mode...

Chez les jeunes filles, le corset (comme je
viens de le dire) est le plus souvent inutile et
il est parfois dangereux : ce n'est pas au
moment où les organes prennent leur essor
qu'il faut s'ingénier à les comprimer, pour en
compromettre la capacité ! Toutefois, la con-

tention *de l'abdomen* est habituellement nécessaire, lorsque la jeune fille se livre au sport ou à certains exercices. Une bonne *ceinture* élastique est, alors, à conseiller. Si, d'aventure, les seins sont volumineux, un léger soutien-gorge les soutiendra utilement.

Je n'hésite pas à attribuer aux intempestives constrictions du corset la fréquence des affections hypogastriques chez la femme : dilatation d'estomac, congestion du foie, coliques hépatiques, etc..., sont évidemment favorisées par la compression des organes du ventre. Que de misères féminines, pour être à la mode ! Que de contraintes et de gênes, dans l'emprisonnement du terrible cilice! Si encore c'était pour être belle : mais les artifices de cet étau réel n'aboutissent, le plus souvent, qu'à une élégance à contre-sens. Un corset rationnel doit, évidemment, soutenir la poitrine et dessiner la taille, mais en conservant aux mouvements du torse leur plénitude et leur grâce : il ne doit pas refouler les viscères, gêner l'expansion de la poitrine et de l'estomac, momifiant, pour ainsi dire, la femme, dans un irréductible empaquetage.

Et pourtant, le corset *droit*, dont l'initiative appartient, du reste, au corps médical (puisque je le préconisais, dès 1885, dans la première édition de mon *Hygiène de la beauté*), le corset droit a réalisé un réel progrès sur les appareils à la mode d'il y a vingt ans, qui divisaient le corps en deux, comme une guêpe, et ne se souciaient aucunement de mouler la cambrure des reins. Mais les défauts du corset actuel sont de trop remonter, de ne point dégager suffisamment le creux de l'estomac, et surtout d'écraser brutalement le ventre et le périnée. L'appareil est loin, d'ailleurs, d'être esthétique : à force d'aplanir, il enfonce la convexité normale et naturelle de l'abdomen ; à la ligne ondoyante et serpentine (qui caractérise le charme plastique de l'être féminin), il substitue une dépression laidement anguleuse. A l'allure libre et ondulée, il substitue la démarche empêtrée et saccadée, contre nature.

Si, pressant uniquement sur le bassin, il savait se borner à remonter les organes de bas en haut, nous aurions, dans le corset droit, un excellent appareil de soutènement. Malheureusement, sa rectitude exagérée déprime le ventre et dirige les organes en arrière, vers la colonne vertébrale : ceux-ci sont bientôt forcés de redescendre, par la compression de la taille. La silhouette féminine ressemble ainsi à un croissant et la femme, incapable de se plier, revêt une allure de gallinacée (« *viens, poupoule* » : voilà le chant du corset droit).

Ce qui est nuisible, c'est, en somme, la *rigi-*

dité de l'appareil, qui comprime et immobilise des régions dilatables et mobiles par définition et destination, déformant et emprisonnant certains organes et perturbant des fonctions primordiales pour la santé du beau sexe.

Quels sont donc les *desiderata* de l'hygiène? D'abord, le corset, plus que tout autre pièce de vêtement, devra être constamment fait sur mesure. Confectionné d'avance, il peut porter préjudice aux santés les plus robustes, aux organismes les plus résistants : il faut nécessairement qu'il se moule sur les formes naturelles, bien loin de vouloir contraindre celles-ci à vouloir épouser ses propres dimensions!

Un corset bien fait ne doit apporter aucun désordre dans les fonctions vitales. Il ne doit pas refouler le ventre, puisque, dans un corps bien fait, les contours du thorax ont pour prolongement naturel les lignes de l'abdomen.

En employant les tissus élastiques, aujourd'hui si perfectionnés, nous ne saurions gêner la poitrine, ni comprimer la circulation. Le corset étant expansible, cessera d'être un instrument de supplice, tout en restant fort élégant, surtout s'il est tissé expressément sur un bon patron, moulé exactement sur la taille, dépourvu de coutures et muni de légères baleines, pour éviter une trop prompte déformation.

La pression régulière et méthodique qu'exerce sur les parties molles un corset-ceinture élastique, construit ainsi d'une manière rationnelle, fait tomber les empâtements graisseux de la femme mûre, en exerçant une sorte de massage continu. Il cambre et affine la taille et raffermit la plastique des formes, en favorisant le jeu des muscles. Tout en maintenant strictement à leur place les organes internes (sanglés physiologiquement par une seconde paroi abdominale artificielle), un semblable corset assurera la souplesse et la grâce. Plus d'abaissements ni de ballottements d'organes; la femme peut se livrer au sport, sans crainte de déplacements viscéraux et sans condamner son cœur et ses poumons à des compressions pénibles. Elle ne ressent plus les cahots, succussions ou trépidations, peut se livrer à la bicyclette, au tennis, à l'auto ou au golf ; faire même du yachting par les gros temps, sans redouter le mal de mer. Le tissu élastique, résistant et léger, ne procure ni échauffements, ni irritations de la peau. Les hanches sont emboîtées et les organes du ventre tenus en écharpe; les seins reposent mollement, recueillis dans des goussets assez larges. Grâce à l'extensibilité du tissu, la liberté est rendue à tous les mouvements, l'exercice régulier à toutes les fonctions. La poitrine y gagne de l'ampleur et le ventre y perd du volume. Les reins déplacés se réduisent et se maintiennent ; les tendances aux dilatations gastriques, aux hernies et aux descentes s'effacent peu à peu. Tels sont les bienfaits du corset physiologiquement compris et exécuté d'une manière intelligente.

L'hygiéniste est donc loin d'être un ennemi du corset ; mais il y a fagot et fagot...

TROISIÈME CAUSERIE

Un mot sur l'Hygiène mammaire

Le sein, chez la femme, est constitué essentiellement par une glande en grappe ayant pour mission la sécrétion du lait. La glande est, elle-même, plus ou moins développée et revêtue de tissu graisseux; le tout est recouvert par une peau fine et généralement plus blanche que le reste du corps. Petit et dur chez la jeune fille, le sein grossit, se ramollit et se déforme avec l'âge.

Aux moments des époques, les seins deviennent souvent sensibles et se congestionnent, à cause de l'active circulation dont ils sont pourvus et qui les rend, pour ainsi dire, érectiles.

Il arrive, parfois, que les deux seins offrent un volume inégal. Le traitement doit, alors, s'adresser au plus petit, que l'on augmentera par les électrisations et les massages. Il est beaucoup plus difficile de diminuer le plus gros par la compression et les pommades.

Les éruptions ne sont point rares sur la peau des seins. On les guérit par les diverses applications utilisées contre les dermatoses. Voici, par exemple, une excellente pommade contre l'eczéma mammaire :

Glycérolé d'amidon.............. 30
Peroxyde de zinc................ 1
Huile de bouleau............... 1

M.

Les applications de gutta-percha laminée rendent aussi de grands services, lorsque l'éruption n'est pas trop humide.

Contre les gerçures, fissures et crevasses dues à l'allaitement, il faut faire des lotions antiseptiques et des badigeonnages de cocaïne, pour supprimer la douleur, puis des applications de baume du commandeur salolé. C'est par ces divers soins que l'on évitera les infections mammaires et abcès, si pénibles pour les nourrices comme pour les nourrissons.

Le sein est sujet à des névralgies, picotements, tiraillements douloureux, avec gonflements et nodosités, qui en imposent parfois pour des tumeurs : que de femmes, souffrant de simples mastodynies, se croiront ainsi affligées du terrible cancer! Dans ces états névralgiques, il faut donner la valériane et les bromures à l'intérieur et pratiquer des fomentations chaudes avec le mélange de baume tranquille, huile de jusquiame, huile morphinée et huile de camomille camphrée, que l'on recouvre d'ouate.

L'augmentation du volume de la poitrine chez les jeunes femmes s'accompagne souvent aussi de douleurs : l'iode et les iodures, *intùs et extrà*, donnent, alors, d'heureux résultats. Lorsqu'il s'agit de tumeurs graves du sein, l'emploi des rayons X, combiné avec le bistouri, permet une grande survie et évite la généralisation du cancer : on utilise aussi la haute fréquence localisée, qui est encore meilleure que les rayons X.

La débilité générale et la prédisposition tuberculeuse coïncident, assez fréquemment, avec l'atrophie de la poitrine. C'est pourquoi j'ai dit et répété, à satiété, dans mes causeries et dans mes ouvrages, que le développement des seins n'est pas une simple question de coquetterie. Régénérer ces séduisants organes, c'est fréquemment remonter à la fois la nutrition organique. C'est ainsi que je comprends, du moins, le rôle de la médecine en cette occurrence. L'huile de foie de morue, le tannin, les phosphates et les arsenicaux doivent être fréquemment mis en œuvre, ainsi que les préparations maltées, pour arriver à combattre le vice nutritif qui entraine l'atrophie mammaire. La mamelle est, d'ailleurs, un organe essentiellement malléable et son développement suit toujours les améliorations foncières apportées à l'économie générale.

Toutefois, il est certaines substances qui agissent d'une manière élective sur la glande. Les plus employés sont les extraits de galéga, d'ortie blanche et de cotonnier, les essences des ombellifères (anis, fenouil, cumin, etc.) On a essayé aussi, dans ces dernières années, les extraits organiques de glande mammaire de brebis ou de génisse; je n'en ai, pour ma part, jamais rien obtenu. Il en est de même des extraits placentaires. Voici un sirop que je conseille habituellement dans ma pratique :

Sirop d'écorces d'oranges amères...	500
Teinture de fenouil................	200
Extrait de galéga.................	80
—— d'ortie blanche............	40

M. S. A.

que je fais prendre, dans une bonne bière de malt, à la dose de trois cuillerées à soupe par jour pendant trois mois. Cette même formule est également la plus active pour augmenter le rendement de la sécrétion lactée chez les nourrices, ainsi que les qualités nutritives du lait.

En même temps, il est nécessaire d'imposer un traitement local qui restitue à la glande sa fermeté. Le massage est une arme à deux tranchants, qui demande à être maniée très habilement. Je lui préfère, de beaucoup, l'électricité, sous forme de courants alternatifs ou de faradisation. On peut mettre entre les mains des clientes certains appareils d'un emploi très pratique, d'un prix modeste et d'un maniement dénué de tous dangers. Je ne suis pas du tout partisan des ventouses mammaires, qui gonflent artificiellement la glande en y faisant affluer le sang: cette pratique, répétée, conduit plutôt à l'atrophie, bien loin de réhabiliter la déchéance et de guérir la flétrissure de la poitrine. Quant aux injections de paraffine fondue dans les régions amaigries, c'est une méthode fréquemment dangereuse, procurant des inflammations, des abcès et des fistules : je la répudie absolument.

Quelques conseils sur les soins à donner aux seins pendant l'allaitement. En les observant à la lettre, on évitera bien souvent l'atrophie, consécutive à la fonction de nourrice. Avant et après chaque tétée, on doit laver soigneusement le bout du sein à l'alcool boriqué. Si, sous l'influence de la succion par l'enfant, il se produit la moindre fissure douloureuse, on badigeonnera, après chaque têtée, le mamelon avec le mélange suivant :

Glycérine 30
Eau de roses................... 20
Teinture de benjoin........... 10
Tannin 2
Extrait de cannabis........... 1
Chlorhydrate de cocaïne....... 0,50

M. (agitez).

L'usage de bouts de sein en verre ou en étain est également fort utile. Il est bon, enfin, de nettoyer la bouche des enfants, avant les têtées, à l'aide d'un gros pinceau, largement imbibé de bicarbonate ou de borate de soude en solution.

Comment arrêter la sécrétion du lait, lorsqu'elle persiste après la période d'allaitement? Les purgatifs salins, l'antipyrine à l'intérieur, les badigeonnages du mamelon avec une solution concentrée de cocaïne, réussissent ordinairement. Si la sécrétion continue, en dépit de ces traitements, on aura recours au massage vibratoire des seins, aux applications de glace et surtout à la compression des glandes mammaires par un appareil ouaté. Lorsque la glande s'atrophie et se flétrit après l'allaitement, il sera indispensable d'attendre la cessation absolue de toute sécrétion, avant de commencer le traitement régénérateur par l'électricité et les remèdes internes. Tous les traitements *mammigènes* (réparateurs de la glande) sont, en effet, à la fois des traitements *galactagogues* (entraîneurs de la sécrétion lactée), puisque la mission physiologique de la mamelle est l'allaitement.

Bon nombre de jeunes filles et de femmes faites accusent, dans leurs deux seins comparés, une inégalité de volume plus ou moins appréciable, parfois même une disproportion assez accentuée. Il faut toujours, dans ces cas, ouvrir l'œil et suspecter une lésion possible du poumon correspondant au sein atrophié. Mon attention ayant été, depuis longtemps déjà, attirée sur ces faits, je considère l'inégalité mammaire comme un symptôme, souvent précoce, de maladie de poitrine. En soignant, de bonne heure, les jeunes filles atteintes d'asymétrie des seins, on pare à un développement thoracique défectueux et l'on éloigne le spectre peu enchanteur de la tuberculose. La nature signale ainsi à notre attention l'insuffisance nutritive des poumons. C'est à nous de profiter de ses enseignements pour instituer un traitement préventif précoce. Outre les moyens que nous avons déjà indiqués, pour la régénération des glandes mammaires, il faudra prescrire, alors, les préparations de phosphore, d'arsenic et de tannin; insister sur une alimentation reconstituante (laitage, œufs, viande crue, mollusques, cervelles, bière de malt, etc.), et surtout sur une saine éducation de la fonction respiratoire.

Que de jeunes personnes respirent mal, incomplètement, inégalement! Or, toute course respiratoire négligée aboutit à une ventilation insuffisante de la poitrine : l'air étant le pain de la respiration et le véritable aliment du poumon, il s'en suit que cet organe entre en souffrance, dès qu'il se trouve en état d'inanition d'air. Les exercices respiratoires doivent avoir lieu au grand air, avec accompagnement de chant ou de gymnastique suédoise. Il va sans dire que, s'il existe des obstructions du nez ou de la gorge (par des végétations ou par des amygdales volumineuses), on commencera par débarrasser le jeune sujet de ces obstacles mécaniques, hostiles à toute respiration rationnelle.

Chez les nourrices, l'inégalité des seins a assez peu d'importance : le sein gauche prédomine souvent, parce qu'elles le donnent plus volontiers, d'habitude, à têter aux nourrissons. Alors, le sein droit se développe moins, parce que la succion y est moins fréquente. Pour remédier à une inégalité, qui peut survivre à l'allaitement, on conseillera à la nourrice de donner toujours, de préférence, à l'enfant, le sein le moins volumineux.

L'Art de Manger

La mode actuelle est aux régimes. Ce serait justice, s'il ne s'agissait que des malades. Mais les mieux portants, sous le fallacieux prétexte de prophylaxie, ont le snobisme de s'imposer toutes sortes de privations et de s'administrer, en échange, des suppléments d'œufs, de lait, de sucs de viande, de macaroni, d'eaux minérales, etc. La plupart de nos contemporains (même en état d'imminence morbide) feraient bien mieux de se contenter de la table des honnêtes gens, en exigeant un peu plus d'hygiène culinaire et surtout en y apportant ce trésor du sage, qui est la *modération*. Avec ces deux correctifs, il est loisible à tout sujet normal de goûter les agréments traditionnels de nos repas français. Méfions-nous comme de la peste de ces grands réformistes alimentaires, dangereux monomanes, esprits systématiques, sans goût ni tolérance, abstracteurs de quintessence, qui coupent les cheveux en quatre pour confectionner leurs absurdes théories!

La vérité, c'est que l'homme est absolument *omnivore :* ses organes sont, de temps immémorial, adaptés au régime *mixte,* dont les éléments se répartissent, habituellement, en quatre repas journaliers, deux grands et deux petits.

Il va sans dire que l'alimentation doit différer sensiblement, suivant que l'existence est active ou sédentaire, le travail manuel ou cérébral. Il est évident que l'intellectuel a besoin de beaucoup moins de combustible que le manouvrier. Du poisson, peu de viande, des œufs, des légumes abondants, du laitage, des fruits, un peu de vin, de café ou de thé, mais point du tout d'alcool : tel est le régime permettant aux sédentaires d'éviter la dyspepsie, la migraine, la goutte, les obstructions circulatoires, l'insomnie et les autres symptômes nerveux qui les tourmentent si volontiers.

Le précepte général qui s'adresse à tous les membres de notre bourgeoisie dirigeante peut s'énoncer ainsi : manger deux fois moins et mâcher deux fois plus. Notre régime est toujours trop plantureux : nous engloutissons, à chaque repas, deux ou trois plats riches en albumine et c'est ainsi que nous entravons (pensant le favoriser) le labeur physique et cérébral, en engorgeant la nutrition par le déversement d'un tube digestif surchargé. Cette perversion de l'instinct naturel de la conservation conduit l'organisme à l'usure précoce par l'arthritisme. Toute nutrition que l'on veut forcer se ralentit, le bilan des recettes l'emportant sur celui des dépenses. Qu'est-ce que l'arthritique? Un sur-nourri.

La suralimentation se signale, d'ailleurs, par les troubles fonctionnels de l'estomac, du foie, de l'intestin et des reins et par la surcharge graisseuse des tissus (si grave lorsqu'elle atteint, ce qui n'est point rare, un viscère de l'importance du cœur). Réduisons donc notre provision d'aliments et surtout supprimons de notre régime tout ce qui est trop excitant, l'excès des mets carnés et gras, les ragoûts et les fritures, les condiments et sauces compliquées, qui surexcitent inutilement le sens du goût et provoquent de ces fausses-faims, remplies d'embûches, surtout pour l'arthritique. C'est ainsi qu'

A force de fricots et de plats succulents,
On creuse son tombeau, sans cesse, avec ses dents.

La suralimentation est, en effet, la cause souvent unique de l'obésité, du diabète, de la goutte et des altérations les plus profondes de la santé générale.

En ce qui concerne le beau sexe (auquel s'adressent ces modestes causeries), combien d'affections de la peau et du cuir chevelu (principalement des variétés eczémateuses ou acnéiques) sont créées et entretenues par les toxines carnées (gibier, conserves, charcuterie, poissons colorés et gras, crustacés et coquillages, etc.)! L'abus de la viande (même fraîche et de la meilleure qualité) a pour conséquences, plus ou moins rapprochées, la pléthore, les congestions, les troubles circulatoires, les affections articulaires, calculeuses, etc. L'abus commence, à mon avis, à plus de 300 grammes par jour: l'intestin et le foie souffrent, d'abord, dans leur fonctionnement; puis, surviennent la somnolence après les repas, avec insomnie et cauchemars nocturnes ; une sorte de neurasthénie spéciale, avec lourdeur continue de la tête et tendances fébriles. Voilà les effets de la suralimentation carnée, trop fréquemment observée dans notre pays, grâce à la survivance de préjugés familiaux tenaces. C'est surtout dans l'âge tendre que le gaspillage azoté est dangereux : avant 6 ans, nous conseillons très peu de viande, et pas tous les jours; de 6 à 12 ans, 80 à 150 grammes; de 12 à 16 ans, on arrive à 200 grammes. On préférera aux viandes rôties, les viandes grillées, braisées et bouillies.

La valeur reconstituante de la chair des animaux nous est démontrée par les accidents pléthoriques mêmes que déterminent ses abus. Il n'y a guère que les poitrinaires et les candidats à la tuberculose qui aient avantage à ce genre de suralimentation, créant une sorte d'*arthritisme artificiel,* terrain réfractaire à la prolifération du bacille spécifique. Mais, en cette occurence, le médecin doit toujours joindre, à une prudence progressive consommée, l'institution d'une médication qui assure et complète l'assimilation. Car ce n'est pas ce qu'on mange qui nourrit : évitons de transformer le suraliment en un poison...

Les céréales ont, de tout temps, constitué la base de l'alimentation humaine : rien de plus nourrissant que le pain bien cuit, les pâtes, etc. Le riz est un merveilleux aliment pour diminuer les putréfactions intestinales ; la pomme de terre, bouillie ou en purée, est très utile au sang pour sa richesse en potasse, etc. Les crudités, les légumes frais et secs (ces derniers en purées tamisées) constituent, pour nos menus journaliers, les meilleures et les plus agréables variantes. Mais le régime végétal ne saurait suppléer entièrement à l'absence de viande : il faudrait en ingérer de trop grandes quantités et nous n'avons pas les organes digestifs des herbivores. La viande, outre sa sapidité spéciale, aura toujours, pour elle, les avantages d'une digestibilité rapide et complète.

Le régime végétal exclusif exige, pour être assimilé, beaucoup plus de temps et de forces. Et puis, en somme, la logique ne nous oblige-t-elle pas à considérer les animaux de boucherie (dont nous mangeons la chair), comme providentiellement chargés de ce travail d'assimilation préliminaire, puisqu'ils sont exclusivement herbivores et végétariens ? Ils nous offrent, sous une forme agréable et digestive, les quintessences les plus propres à une absorption intégrale : sans abuser de cette nourriture carnée, ne la dédaignons pas.

CINQUIÈME CAUSERIE

Parfums et Cosmétiques

D'abord réservés au service du culte et offerts en holocauste dans la fumée des sacrifices (*per fumum*), les parfums, dont l'origine est orientale, se répandirent, dès l'antiquité grecque et romaine, dans les classes riches de la société. En France, les parfums furent apportés surtout par les Médicis : Florence était, en effet, célèbre, dès le Moyen-Age, pour l'art de préparer les essences odorantes. Depuis plus d'un siècle, notre pays tient incontestablement la tête, au point de vue des *extraits,* ces bouquets liquides combinant divers parfums pour créer des harmonies composées et parfois aussi des contrastes : car rien n'est plus difficile que de réaliser l'accord parfait dans une gamme d'odeurs quelle qu'elle soit!

Les aromes capables de se fondre sans cacophonie sont: la rose, le géranium et la cannelle de Ceylan ; les baumes de tolu et du Pérou, l'héliotrope; le santal, l'œillet, la girofle; le benjoin, le cèdre, la vanille, le patchouly; la violette, l'iris et la cassie; la fleur d'oranger, la tubéreuse, le seringa et la jonquille; le jasmin, la menthe et la lavande; la fève tonka et le foin fraîchement coupé, etc.

Actuellement, les parfums chimiques ou *synthétiques* ont remplacé, en grande partie, les parfums tirés des plantes elles-mêmes. Beaucoup dérivent de cet éther protocatéchique, la vanilline, si analogue au produit naturel des gousses de certaines orchidées qui font la gloire de notre île de la Réunion. Le musc artificiel, sorte de *toluène*, a heureusement passé un peu de mode. Il était incapable de supplanter, dans la fabrication des extraits, le musc naturel du bon chevrotain; bien que ce dernier devienne rarissime et hors de prix, il tient à honneur de figurer encore dans toutes les marques qui se respectent.

L'usage modéré des parfums est hygiénique: il assainit et ozonise l'atmosphère des appartements. L'usage immodéré (surtout celui des extraits chimiques) déséquilibre le système nerveux, désaccorde l'organe vocal et prédis-

pose à la migraine et aux insomnies ses trop
ardents adeptes.

On abuse beaucoup des fards, depuis quelques années : l'imitation aidant, les plus honnêtes femmes finissent par emprunter les
modes des... autres. Ce sont les fards en poudre (blanc, rose ou rachel) qui sont le plus
usités : le talc, la magnésie, l'albâtre, le carbonate de chaux précipité, les sels de bismuth,
de zinc et parfois de plomb forment la base
de ces prétendus décoratifs. Plus *ils tiennent*,
c'est-à-dire plus ils sont adhérents et plus on
les recherche : or, leur nocuité vient, précisé-
ment, de cette obturation des pores, qui
empêche les téguments de respirer et bouche
les canalicules des glandes sébacées et sudoripares, au grand détriment de la saine nutrition de la peau.

Les fards liquides et gras tiennent en sus-
pension les mêmes poudres, avec addition
d'eau de rose, benjoin, baume du Pérou, huile
d'amandes douces, etc., et colorations variées,
point toujours inoffensives. L'absorption des
substances métalliques par la peau se trouve
évidemment facilitée par les formes grasses
et liquides des fards. Ce genre de maquillage
doit être réservé exclusivement pour la scène
théâtrale : les artistes savent bien, du reste,
qu'ils doivent s'en débarrasser avec soin, dès

qu'ils ont fini leur travail, sous peine de voir leur visage se flétrir et se couperoser prématurément. Avis aux amateurs !

La plupart des poudres dites *de riz* du commerce actuel, ne sont autre chose que des fards déguisés, d'une composition minérale presque exclusive. On les emploie à tort et à travers ; pour masquer la moindre imperfection, on est obligé d'en étendre l'application à toute la face. C'est une pratique générale autant que déplorable, qui mène, peu à peu, à la terneur du teint et au parcheminage précoce du visage.

En bouchant constamment les pores de la peau, vous l'empêchez de respirer, vous compromettez sa vitalité. Dont avis aux jeunes femmes : elles ont tout à perdre au maquillage et rien à gagner !...

SIXIÈME CAUSERIE

Les Soins de la Peau

Les parties découvertes de la peau doivent être lavées, matin et soir, avec l'eau bouillie froide. Si la peau est grasse, on emploiera l'eau chaude à 55°, que l'on fera suivre d'une courte lotion froide, pour conserver aux chairs toute leur fermeté, éviter les rides et les craquelures. Le savon est ce qu'il y a de mieux à employer pour nettoyer la peau de ses impuretés. On me demande souvent une formule de savon hygiénique. Prenez 20 parties de savon de Marseille, 10 d'alcool à 90°, 10 de glycérine à 30°, 5 de benzoate de soude et 1 de teinture de lavande, faites digérer le tout à chaud et coulez dans un moule : en se refroidissant, le savon se prend en masse translucide.

Le meilleur corps gras pour les peaux sèches, c'est le cold-cream ou le cérat très frais ; la meilleure eau de toilette pour les peaux grasses est un mélange, à parties égales, de liqueur d'Hoffmann, alcool camphré et teinture de myrrhe (quelques gouttes sur un linge largement trempé d'eau tiède). Les peaux délicates se reconnaissent surtout à leur sensibilité aux variations atmosphériques : elles résistent encore plus mal à un grand nombre de formules du commerce, dont ma vieille expérience m'a appris à me méfier. En dehors de l'empoisonnement gastro-intestinal et des dispositions arthritique, herpétique, lymphatique, etc., c'est assurément les crèmes, poudres, fards et autres cosmétiques de mauvaise qualité qui sont responsables des éruptions rebelles et tenaces. Il est bon de le proclamer, afin de faire cesser la *cause*, — primordiale condition pour guérir et aussi pour ne pas rechuter.

Au printemps et en été, on préserve les parties découvertes, en évitant de s'exposer au soleil sans ombrelle : de plus, il faudra faire, sur la peau prédisposée, une onction matinale avec le glycérolé d'amidon, que l'on saupoudre d'un peu de talc boriqué. On peut aussi employer une *émulsion* faite avec parties égales d'eau de roses, pommade de concombre, baume de la Mecque, glycérine et teinture de quillaya. Cette préparation est, d'ordinaire, très bien supportée par les peaux les plus sensibles.

Les taches pigmentaires produites par le soleil sont habituellement lisses : ce sont les *éphélides* (vulgairement taches de son). Elles sont plus faciles à guérir que les taches élevées, faisant légère saillie sur l'épiderme et qu'on nomme *lentigo,* par suite de leur analogie avec un petit grain de lentille. Quant au *chloasma* ou masque de grossesse, il disparaît habituellement avec la cause qui l'a produit. Les personnes rousses, blondes et lympho-anémiques sont plus prédisposées aux pigmentations, surtout dans leur jeunesse. Lorsque les éphélides coïncident avec des époques irrégulières ou des troubles utérins (métrites), il est nécessaire de remédier à ces causes possibles de pigmentations. De même, en cas de troubles du foie, ainsi que nous le verrons.

Les éphélides superficielles se guérissent en quelques semaines par les lotions, faites matin et soir, avec l'ouate hydrophile imbibée de :

Lait d'amandes épais, 400 grammes; eau de laurier-cerise, 100 ; teinture de benjoin, 50 ; acétate de plomb, 8; sulfophénate de zinc, 4; cyanure de mercure, 0,50. — Mêlez (agitez).

La peau, légèrement irritée, se desquame, peu à peu, en fines écailles et la tache (qui est *sous* l'épiderme) se trouve bientôt gerçée; le pigment à nu disparaît alors graduellement. Lorsqu'il s'agit de taches discrètes, bien isolées (ou d'un grain de beauté pigmenté), je conseille de remplacer cette lotion par un badigeonnage fait avec parties égales de teinture de thuya et de perborate de zinc : le mélange est fait, chaque fois, immédiatement avant l'application. On peut nettoyer la peau, au bout d'une heure, avec un peu d'eau savonneuse.

Il est, d'ordinaire, facile d'éviter le hâle produit par le séjour à la mer ou l'abus de l'automobile : pour cela, je conseille une onction, tous les soirs, avec parties égales de cold-cream, vaseline, lanoline, carbonate de magnésie et benzoate de bismuth.

Le *vitiligo* est, pour ainsi dire, le contraire de l'éphélide : c'est une dépigmentation de la peau par places, faisant apparaître des taches blanches sur un fond d'épiderme bruni ou normal. Le vitiligo est en rapport avec les maladies nerveuses, les grands chocs moraux ou mentaux : parfois, il précède aussi de graves altérations du système nerveux. C'est, en tout cas, un stigmate névropathique. J'ai obtenu des guérisons par les courants faradiques et par les badigeonnages persévérants avec un mélange de teinture de gaïac et de pilocarpine. Il ne faut jamais négliger le traitement anti-nerveux général (par les sels d'or, les bromures, la valériane, l'hydrothérapie, l'électricité, etc.).

La *lutte contre les rides* doit commencer de bonne heure, chez la femme, bien avant que le « microbe de la vieillesse » ait inauguré ses ravages. La décrépitude faciale arrive, avant l'âge, chez les personnes qui négligent les soins indispensables de l'intestin, de l'estomac et surtout du bas-ventre: car on ne saurait croire combien les affections abdominales retentissent sur le teint et sur l'expression faciale et vieillissent les surfaces cutanées.

Resserrer et tonifier les plis de l'épiderme, retenir l'affaissement et l'écroulement des tissus affaiblis, tel est le rôle du massage facial et de ses diverses manœuvres (pétrissage, expression, malaxation, friction, effleurage, vibration, tapotage, tourbillon, etc.). Le mélange de glycérolé d'amidon, eau de chaux, alumnol et chlorate de soude m'a souvent aussi rendu des services, en applications pendant la nuit. Lorsque la peau se parchemine dans son ensemble et paraît abandonner sa vitalité, je remplace la préparation précédente par un mélange de lanoline anhydre, pétréoline blanche, huile d'amandes douces stérilisées, blanc de baleine récent, miel pur avec sa cire, baume du Pérou (parties égales, à faire fondre au bain-marie pendant une heure, en agitant constamment). Les applications de ces diverses formules doivent être précédées de quelques minutes de massage avec la pulpe des doigts imprégnée de talc de Venise : on masse toujours en sens perpendiculaire aux rides et comme si l'on prétendait les effacer avec la pulpe des doigts.

Il ne faut pas vouloir, systématiquement, faire disparaître toutes les imperfections de la peau par une médication locale : un grand nombre de lésions, en effet, ne représentent qu'un épisode ou un reflet de l'état général. C'est donc ce dernier, surtout, que doit avoir en vue le véritable médecin. Il faut observer aussi les éruptions qui sont *vicariantes*, comme le disaient les anciens, c'est-à-dire celles qui remplacent un autre état morbide : eczéma, succédant à bronchite; herpès, survenant au cours du diabète ou de l'albuminurie ; urticaire ou furoncles d'origine intestinale, etc., et traiter ces états éruptifs comme des *réactions morbides* qu'elles sont. Que de fois n'ai-je pas vu les acnés et la séborrhée du cuir chevelu (cette dernière, cause si fréquente des calvities), succéder à un état arthritique du foie et guéri promptement par le traitement de cet organe! Inversement, j'ai observé que des migraines trop bien soignées (ou plutôt trop activement neutralisées par les cachets d'antipyrine et autres similaires) se vengaient, en quelque sorte, de leur refoulement, par une répercussion éruptive sur le visage et sur la chevelure : aussi, suis-je partisan d'opposer toujours aux états migraineux le traitement général de la diathèse et non de combattre le symptôme, qui est un effort éliminateur de la nature, à ne jamais contrecarrer trop directement!

Le praticien doit donc toujours apporter, dans la cure des maladies de la peau, une prudente réserve et une réelle modération, s'il veut savoir éviter les alternances morbides et ne point s'entendre dire que *ses remèdes ont été pires que le mal*. Non seulement il est des cas où l'action énergique est nuisible, mais souvent, il faut, tout en soignant l'état général, s'efforcer d'entretenir et même de *réveiller* certaines éruptions torpides : seule méthode conduisant à des guérisons solides et définitives, par une manière de révulsion.

Le régime alimentaire capable de lutter le plus efficacement en faveur de la beauté de la peau est celui qui écarte le mieux les substances fermentescibles et principalement les matériaux azotés. Il importe que ces derniers soient, intégralement, transformés en urée et n'abandonnent pas, dans le sang, des produits intermédiaires, véritables fumerons du poêle organique. En effet, le ralentissement nutritif et les fermentations viscérales nous représentent les origines habituelles de la plupart des dermatoses rebelles. Le bouillon et les extraits de viandes, les ragouts et les coulis, les viandes et poissons qui ne sont pas de première fraîcheur, le gibier, les conserves, la triperie (et il faut y comprendre le foie, les rognons, les cervelles, les ris de veau ou d'agneau), les graisses et les fritures, les fromages conservés, et même le lait et les œufs qui ne sont pas très frais : voilà les principaux entreteneurs de l'eczéma, de l'acné, du lichen, du psoriasis et de l'urticaire à l'état chronique. Il est même des légumes et des fruits dont toute personne à peau sensible devra savoir se méfier : choux, choux-fleurs, oseille, asperge, fraise, framboise, vin, bière, thé et café, principalement. Les boissons alcalines et les laxatifs salins sont toujours à recommander, pour activer les éliminations indispensables par l'intestin et par la voie rénale, si importante.

Aux moments des poussées aiguës de dermatoses, il est nécessaire de serrer, encore de plus près, le régime et d'en exclure complètemnt la viande : rien n'est plus propice pour juguler une éruption. Un savant spécialiste,

Duncan Bulkley, recommande même, comme
régime temporaire, mais très puissant, le riz
bouilli, trois ou quatre assiettes par jour, avec
pain beurré et eau pure comme boisson. Au
bout de quelques jours, la dermatose la plus
enflammée s'amende notablement, par ce
régime d'anachorète : on voit cesser les
démangeaisons et la rougeur, ainsi que l'insomnie et l'état nerveux. L'auteur de ce traitement recommande de ne pas cuire le riz
au lait, mais dans très peu d'eau et de le laisser sur le feu jusqu'à ce qu'il devienne flocon-
neux et un peu sec : on le sale à volonté. Le
malade le mâche avec une sage lenteur et boit
ensuite son eau chaude, préférablement sous
forme d'infusion (pensée sauvage ou autre).

Les Soins du Visage

La beauté du teint est étroitement subor-
donnée aux lois de l'hygiène générale. Les
fatigues, les veilles, les chagrins, les excès de
tout genre se réfllètent toujours, à la longue,
sur le visage, brouillent et ternissent les plus
jolis teints, rident et congestionnent les traits,
jaunissent et empâtent les téguments. Mais ce
sont surtout les affections abdominales (ventre
et bas-ventre) qui retentissent le plus habituellement sur la physionomie : fait d'observation
que je traduis par cet aphorisme un peu tin-
tamarresque : « Le visage est le miroir de
l'abdomen. »

Un certain nombre de médicaments sont
notoirement hostiles à la peau : je citerai surtout le fer, les iodures et les bromures, le
chloral, l'opium et la morphine, l'antipyrine et
ses analogues. Que de femmes se présentent
à nos consultations avec des traits abîmés par
l'abus des cachets anti-migraineux, par exemple ! Les pilules purgatives, qui mettent

(comme on dit vulgairement) la bile en mouvement, sont aussi néfastes au teint : les lavements leur sont de beaucoup préférables (le lavement fut le véritable « secret de beauté » des Ninon et des Pompadour).

Les aliments susceptibles de nuire à la peau sont : les poissons de mer à chair colorée, les poissons armés, les poissons gras ou fortement odorants, les coquillages (moules et palourdes, surtout), les crustacés (crabes, principalement), les viandes et poissons conservés, salés ou fumés, les fromages fermentés; le thé, le café, le bouillon gras; les truffes, le cresson, les choux, les choux-fleurs, les concombres, les fraises, framboises, noix et amandes; le gibier, le canard, l'oie, le pain frais, les pâtisseries lourdes. Au contraire, les potages, purées et crèmes à base de lait, les œufs frais, les viandes tendres, le fromage à la crème, le régime végétal frais, sont généralement favorables, parce qu'ils s'opposent aux fermentations intestinales et aux réactions dermiques qui en dérivent. J'ai guéri certaines couperoses invétérées en introduisant largement dans l'alimentation les salades cuites, le raisin et les pommes de reinette bien mûres. Comme boissons, les personnes prédisposées aux poussées faciales feront bien de s'en tenir à une bière légère ou à du vin blanc coupé avec trois quarts d'une tisane de pensée sauvage ou d'orge perlé.

Bien pratiqué (sans corps gras, mais simplement avec un peu de talc boriqué), le massage facial décongestionne, désempâte et éclaircit le teint et rétablit la circulation troublée : il modifie heureusement l'acné et la couperose, les points noirs et les taches de rousseur, les bouffissures partielles et les sécrétions graisseuses ou huileuses. Mais il faut craindre de malaxer et de pétrir les traits avec excès et s'inquiéter de la réaction irritative qui suit ces manipulations, pour aboutir rarement à reconquérir une meilleure nutrition des tissus. Si les chairs sont molles et flasques, on préférera donc aux massages les électrisations et les vibrations qui, bien pratiquées, préviennent singulièrement la sénilité physionomique.

Les peaux grasses doivent être débarbouillées à l'eau chaude légèrement savonneuse (savon neutre) et lotionnées ensuite, à froid, avec un mélange (par parties égales) d'eau de roses, eau-de-vie camphrée et alcoolé de verveine. Les peaux sèches seront légèrement enduites (la nuit, de préférence) avec un mélange de lanoline, glycérine et benzoate de lithine. Certaines peaux sont ultra-sensibles à l'action du vent, de l'air de la mer, des rayons du soleil (surtout en mars et en avril) : on leur recommandera d'éviter l'action directe de l'air vif, surtout à cheval, à bicyclette, en automobile découverte. Faute de ces précautions, les rougeurs, les vésicules, les pigmentations, les craquelures et les gerçures, les dilatations des vaisseaux capillaires des joues et du nez ne tardent guère à apparaître. Une crème bien faite, suivie d'un poudrage inoffensif, peut, jusqu'à un certain point, abriter la peau contre ces ennuis, sans parler des soins attentifs qu'il faut accorder à l'état général : car le manque de résistance de la peau dépend toujours de l'herpétisme, du lymphatisme, de l'anémie ou du neuro-arthritisme, qu'il importe d'atténuer, dans la mesure du possible, par le régime et par certaines médications.

Voici une formule de *lait virginal* que je recommande souvent à ce genre de clientèle :

Eau de roses	200
— de laurier-cerise	100
Glycérine à 30°	50
Teinture d'oliban	40
— de myrrhe	30
— d'opoponax	20
— de quillaya	15
Benzoate de soude du benjoin	8
Salicylate de soude	4
Œillet synthétique	3

M. (agitez).

Quand la peau s'exfolie facilement, on lui rend son onctuosité avec un mélange de beurre de cacao, huile de paraffine et oléate de zinc.

Comme poudre très poreuse, très absorbante et décongestionnante, on peut recommander la *ceyssatite* (terre fossile, terre de diatomées, randanite, kisselguhr, tout cela est synonyme) : malheureusement, la ceyssatite couvre peu et se voit encore plus que l'amidon. C'est pourquoi on l'utilise surtout chez les eczémateux et l'on n'admet guère, dans les laboratoires de beauté des grandes coquettes, cette dépouille siliceuse des infusoires antédiluviens. Et pourtant, l'idéal des poudres, des crèmes et des pâtes n'est-il pas de laisser fonctionner la peau normalement, sous une protection en quelque sorte perméable et non congestionnante? Dans certains cas d'intolérance de la peau pour toutes les crèmes, j'ai employé, avec succès, l'arrow-root, incorporé à froid dans la glycérine pure, dans les proportions de 10 pour 100. J'ai éprouvé aussi les services que rend la farine de sarrasin pour le dégraissage de certains cuirs chevelus.

Contre les inégalités du teint, je conseille les onctions vespérales avec un mélange de lanoline, vaseline, eau de chaux et perborate de soude.

Comment est-il possible de préparer un savon incapable de nuire à la peau? Voici ma formule : on fait chauffer au bain-marie 500 grammes de savon blanc de Marseille râpé avec 1 litre et demi d'eau de roses et 250 grammes d'huile d'olives, en remuant constamment; on retire du feu au bout de 50 minutes et l'on ajoute, toujours en remuant, 30 grammes de glycérine, 200 grammes d'alcool absolu, 10 grammes de naphtol et 5 grammes d'essence de citron. On laisse ensuite la masse se refroidir et se solidifier : on découpe en pains (à l'aide d'une ficelle) et l'on obtient un produit qui, sans avoir beaucoup d'aspect, est éminemment favorable à l'hygiène des téguments. En tout cas, il est très décongestif.

Contre les congestions avec démangeaisons du visage (bouffées de chaleur) que ne connaissent, hélas! que trop, les femmes arrivées à l'âge critique, je conseille le tamponnement des joues avec de l'eau bouillie à 55° additionnée d'un peu de teinture d'hamamelis. Au cas où la congestion tendrait à devenir permanente, j'ajoute à ce traitement (qui peut être répété plusieurs fois dans la journée), une onction vespérale avec le cold-cream frais, additionné d'adrénaline au millième (15 gouttes pour 45 grammes de l'excipient).

La fréquence des taches de la peau est en raison directe de la finesse de cet organe. Une jeune femme rousse ou blonde s'exposant aux rayons solaires sans protéger sa face est certaine de la voir bientôt parsemée de taches de son, taches pigmentaires sans saillies ni épaississement de la peau. L'anémie et le lymphatisme prédisposent à ces éruptions de *macules,* que l'on évite, dans une certaine mesure, par le port des larges chapeaux, des voilettes et des ombrelles, en adoptant de préférence les nuances mauves ou violettes, qui interceptent le mieux les rayons solaires.

Pour guérir les taches de rousseur, il faut *écorcher* la peau : entendons-nous, l'écorcher sans brutalité ni souffrance, par une desquamation progressive de plusieurs semaines. Car le pigment est déposé sous l'épiderme, dans ce qu'on appelle le *corps* muqueux : on ne saurait donc se flatter de le déloger par de simples lotions superficielles. Il faut faire *peau neuve,* afin de donner issue au pigment infiltré.

On arrive à cette exfoliation graduelle par les moyens suivants :

1° Le matin, appliquer pendant une heure de l'ouate hydrophile mouillée d'un mélange, par parties égales, de teinture de thuya occidentalis et de liqueur de Van Swieten;

2° Le soir, faire une onction, avec le mélange suivant, puis poudrer d'amidon :

> Lanoline mentholée............... 60
> Peroxyde d'hydrogène........... 40
> Salicylate d'ammoniaque........ 5
>
>   M.

On continue cette dernière pommade quelque temps après la guérison, afin d'éviter les récidives et l'on lotionne le visage, tous les matins, avec le *lait de beauté* suivant : une cuillerée à café de teinture d'opoponax et deux cuillerées à café de teinture de myrrhe, agitées dans un litre d'eau non bouillie, additionnée d'une cuillerée à café de benzoate de soude (du benjoin) et une cuillerée à café d'hyposulfite de soude.

La beauté du visage est, je le répète, presque toujours, liée à un état général. Les visages cramoisis, huileux, bouffis, criblés de points noirs, réclament, habituellement, une rigoureuse hygiène de la digestion, un régime alimentaire précis, un soin journalier des viscères et principalement du foie et des intestins. Il faut toujours aussi s'assurer, par l'analyse des urines, du bon fonctionnement des reins et veiller sur les fonctions menstruelles, qui doivent être régulières et indolores : c'est la vraie boussole de la santé féminine !

HUITIÈME CAUSERIE

Quelques Conseils pour le Teint

Se rajeunir, garder un teint frais et un visage sans rides : tel est l'objectif de la plupart des femmes. Les grands ennemis du visage sont : la vie mondaine, les troubles digestifs et la constipation, l'état nerveux, les irrégularités des fonctions propres au beau sexe, enfin l'abus des cosmétiques faciaux, poudres, crèmes, fards, etc.

Dans la vie mondaine, ce qu'il faut surtout éviter, ce sont les veilles et les repas irréguliers. La plupart des troubles digestifs contemporains se traitent avec succès par le régime lacto-ovo-végétarien. Quant à la constipation, les lavements quotidiens et l'usage *intermittent* d'une poudre laxative à base de lactose, hydrate de magnésie, crème de tartre, soufre précipité, poudres de séné, de badiane et de réglisse, triomphent ordinairement de ses formes les moins compliquées. L'hydrothérapie et l'électrothérapie viennent à bout des états nerveux. Quant aux affections gynécologiques proprement dites, elles requièrent toujours les soins précoces et précis du spécialiste : mais il est un devoir qui s'impose à toutes les femmes: le repos relatif pendant les époques.

Les déviations de la nutrition et l'action des toxines élaborées dans l'intestin modifient le teint désavantageusement. On sait avec quelle facilité la peau de certaines prédisposées réagit à l'ingestion de certains aliments : écrevisses, moules, fraises, asperges, etc., et l'on s'explique ainsi comment les troubles digestifs jouent si souvent un rôle primordial dans les imperfections du visage. Les insuffisances et les congestions du foie entraînent plus spécialement l'acné, l'eczéma, les dartres urticariennes, et il suffit, un peu activement, de pousser à l'élimination de l'acide urique pour obtenir de superbes résultats curatifs, sans le secours d'aucune médication locale. Il est bon, toutefois, de savoir se méfier des lésions d'organes qui retentissent sur la circulation du visage : on soignera attentivement les yeux, le nez, la gorge, les dents et les oreilles.

Lorsque le teint est congestionné, il faut faire, matin et soir, un lavage à l'eau chaude, suivi immédiatement d'une lotion froide à l'eau distillée d'hamamelis. Si la peau est grasse, on mettra sur la serviette humide quelques gouttes d'un mélange de teinture de savon et de liqueur d'Hoffmann; si elle est sèche, un mélange de teinture de quillaya, glycérine et huile de paraffine. A propos du savon, certaines peaux grasses et faciles à encrasser sont obligées de s'en servir : rien de mieux pour désagréger les corps gras combinés aux poussières et aux albuminoïdes. Le savon alcalin (au borax), les savons au naphtol, au formol, au thymol nous rendent, suivant les cas, des services appréciables. C'est ainsi que le savon au formol durcit les épidermes mous et sensibles et préserve de certains érythèmes, en tannant, en quelque sorte, les cellules superficielles, préalablement stérilisées. Il faut fuir comme la peste les savons mal combinés qui laissent sur le visage leur lessive alcaline caustique, dissolvante et destructive : une peau dure, sèche, rugueuse et sans souplesse, l'apparition de rides précoces et le nettoyage toujours imparfait, telles sont les funestes conséquences de ces préparations, parfois exquises comme parfum et d'un prix très élevé. L'hygiéniste a le devoir de prévenir contre leur emploi les coquettes, qui s'imaginent toujours excellent ce qui coûte cher à la bourse.

Avec un mélange d'arrowroot et de glycérine à 30°, chauffé au bain-marie (en agitant constamment) et finalement additionné d'un peu d'eau de laurier-cerise, on obtient une excellente crème, pour l'épiderme irrité : le cold-cream *très frais* est souvent meilleur encore pour les teints ultra-sensibles. La crème à base de lanoline, eau de chaux et huile d'amandes amères (battue longuement au mortier, après mélange au bain-marie), convient aux épidermes irréguliers et très secs, qui se craquèlent facilement à l'air (chez les automobilistes, par exemple). Une bonne formule liquide pour la serviette comprend :

```
Glycérine ...................... 60
Huile de ricin................. 20
Eau de laurier-cerise........... 5
Savon de potasse................ 4
Eau de Cologne russe............ 4
```

(Mélangez en triturant.)

Pour conserver un visage jeune, il faut masser le visage perpendiculairement aux parties ridées, en employant la préparation qui convient le mieux au grain épidermique. On fait, ensuite, dix à quinze minutes d'électricité (courants intermittents), en évitant de faire rougir la peau : pour cela, on ne dépassera pas quelques milli-ampères et l'on variera, fréquemment, la place des électrodes. Le massage vibratoire, et ce que certains spécialistes nomment le « tapotage en tourbillon », donnent aussi quelques résultats contre les rides précoces, alors qu'il suffit de réveiller la contractilité des fibres musculaires lisses sous-jacentes au derme (première période des rides). C'est un moment fugitif.

Dans une période plus avancée (alors que la saison critique de l'automne féminin a commencé ses ravages), les applications astringentes deviennent nécessaires et même indispensables pour combattre les rides. Pour les rides en éventail (pattes d'oie), je conseille habituellement les emplâtres médicamenteux : parfois, une simple mouche de sparadrap à la glu, appliquée pendant la nuit, suffit à atténuer cette griffe du temps et de la tempe. Dans la journée, les onctions avec l'onguent de caséine; avec le mélange de glycérine, grenétine et tannin, les applications de collodions, de traumaticine, de vernis résineux ou laqués, d'un mélange d'alcool et de résine de gaïac, donnent de bons résultats. On peut incorporer à ces formules, suivant le cas, un peu d'iode, de sulfate de zinc, de tuménol, de résorcine, etc. Les résultats du traitement sont toujours fort appréciés.

Que faire contre la rougeur du nez? C'est une question que m'adressent de nombreuses clientes, et je leurs réponds habituellement :

soignez le ventre et le bas-ventre. En effet, les causes fréquentes du nez rouge résident dans une mauvaise chimie viscérale et dans les irrégularités de fonctions... qui doivent être réglées comme du papier de musique (c'est le manomètre féminin, comme j'ai défini ces fonctions, dans mon *Hygiène des sexes*). Un petit moyen pratique excellent pour ramener une pâleur terne sur un appendice nasal rouge-brillant consiste dans un badigeonnage, matin et soir, avec :

Benzine 10
Soufre précipité.................. 2
Extrait fluide d'hydrastis......... 1
(Agitez avant de s'en servir.)

Quant à la correction des nez disgracieux, c'est, exclusivement, une question de chirurgie. On arrive, aujourd'hui, cependant, à de plus beaux résultats qu'autrefois, depuis que certaines autoplasties sont avantageusement remplacées par les injections de paraffine.

Les empiriques de la beauté et même certains spécialistes conseillent, parfois, systématiquement le pétrissage du visage, dans une foule de conditions très diverses, alors que, loyalement, ces manœuvres n'ont de succès réel que dans l'empâtement œdémateux, l'acné, la séborrhée et certains nez rouges, c'est-

à-dire, en somme, pour remédier à des troubles circulatoires et sécrétoires bien déter-
minés. Le lissage des rides par pression
(méthode qui date, instinctivement, de la
première ride chez notre mère Ève) ne procure que des résultats passagers, alors que
le massage vibratoire et les courants continus
réussissent souvent à les effacer, si les rides
sont à leur début. Ces dernières pratiques
sont également excellentes pour égaliser
l'ondée sanguine de la face et empêcher ces
rougeurs et pâleurs émotionnelles, dont souffrent tant de jeunes personnes timides ou
impressionnables. En même temps qu'on agit
sur les vaso-moteurs des joues, on doit aussi
tonifier le cœur et la circulation générale par
des moyens appropriés. Disons, en passant, que
certains appareils vibrateurs, ingénieux, mais
totalement insuffisants, ont couvert d'un dis-
crédit immérité une excellente méthode. Une
exploitation industrielle maladroite disqualifie
ainsi les systèmes médicaux les plus rationnels,
qui ne devraient jamais sortir de notre
domaine scientifique, si le public était armé de
saine raison.

L'air pur, le repos et le régime sont les
conditions indispensables pour amender bien
des imperfections et éruptions faciales. L'alimentation est aussi d'une réelle importance

dans la cure de l'urticaire, de l'acné, de l'eczéma, du psoriaris. C'est surtout le régime végétarien qui rend alors de réels services. Que de fois, par la suppression de la viande, du vin, du bouillon et du café, n'ai-je pas obtenu la guérison d'inflammations aiguës ou prurigineuses du visage, qui avaient résisté ou s'étaient aggravées par des traitements antérieurs! Rien n'est plus décongestif qu'un régime doux : rien n'est plus rationnel, pour traiter logiquement la peau, que de soulager le travail du foie et des reins et d'atténuer des fermentations digestives exagérées...

Quand il s'agit d'éruptions suintantes, on obtient des résultats curatifs, souvent rapides, par des laxatifs répétés, des ferments lactiques ou de la levure de bière. Si, au contraire, la peau est habituellement sèche, il faut plutôt compter alors sur le soufre et l'arsenic, comme médication interne. Les visages sujets aux dartres volantes se trouveront bien de lotions, matin et soir, avec le mélange :

Glycérine	10
Huile de cade....................	10
Teinture d'iode iodurée..........	10

M. S. A. (Agitez.)

(Employer ce mélange à la dose de 10 à 15 gouttes pour un verre à liqueur d'eau bouillie tiède : la toilette faciale se fera à l'ouate hydrophile.)

Rien n'écaille et ne momifie la peau comme l'abus des cosmétiques du commerce. Je les déconseille à la plupart des peaux squameuses. On interdira, aux repas, le poisson de mer, les crustacés, les mollusques, la viande de porc, même fraîche, et les pâtisseries lourdes, ainsi que les fromages fermentés.

NEUVIÈME CAUSERIE

Sèche ou grasse ?

Ces deux états de la peau représentent, en quelque sorte, les deux pôles de la dermatologie : principalement pour le traitement du visage, le praticien devra toujours avoir égard à la sécheresse ou à l'onctuosité des tissus épidermiques et louvoyer en conséquence dans ses prescriptions appropriées.

Lorsque les cellules cornées de l'épiderme augmentent en épaisseur et en rugosités et se desquament en minces lamelles, la peau devient sujette aux crevasses; le cuir chevelu se parsème d'écailles pelliculaires, qui atteignent le bulbe pileux et amènent, graduellement, la calvitie dite en *clairières*.

C'est surtout en hiver, alors que le fonctionnement cutané se trouve réduit à son *mini-*

mum, que l'on voit s'aggraver la sécheresse de la peau: en été, au contraire, la sueur et l'enduit graisseux (dit *sébacé*) lubrifient suffisamment l'épiderme pour faire disparaître en partie sa sécheresse et sa dureté, souvent congénitales et même héréditaires. C'est en vertu de ces données d'observation que les bains, les douches, les étuves, les frictions, massages, électrisations (tous moyens susceptibles de stimuler le fonctionnement engourdi des glandes de la peau), ont été, à juste titre, préconisés comme base de traitement rationnel en hiver.

Pour le visage, j'ai l'habitude de recommander la toilette du matin et du soir faite à l'aide d'eau tiède et d'une noisette de savon mou *surgras,* additionné de 1 0/0 d'acide salicylique. Pour les membres, je conseille de les frictionner, dans les régions les plus affectées, avec le mélange suivant : lanoline camphrée, 40; huile de paraffine, 30; résorcine, 2. Ces applications seront faites, de préférence, au sortir d'un bain d'une heure, pris deux fois par semaine, et additionné de 300 grammes d'amidon, 200 grammes de carbonate de potasse, 100 grammes de borax et 50 grammes de sel ammoniac (on peut ajouter 30 grammes d'eau-de-vie de lavande, pour le parfumer).

La trop grande sécheresse sur les limites des cheveux donne souvent naissance au pityriasis ou à l'eczéma sec, que l'on peut prévenir au moyen de la brillantine ci-jointe :

Alcoolé de Rosen..............
Huile de ricin................ } â à 60
Teinture éthérée de jaborandi..
Résorcine 5
Vanilline 1

M. S. A.
(Agitez avant l'usage).

Enfin, il est très important de donner, à l'intérieur, du beurre, de l'huile et d'autres corps gras (l'huile de foie de morue, lorsqu'elle est bien digérée, fait merveille); de pousser à la régénération épidermique par l'arsenic à doses croissantes; d'activer, enfin, la transpiration par l'exercice en plein air et les sports les plus attrayants de la saison.

Un visage d'une blancheur excessive annonce souvent le lymphatisme, l'anémie, la prédisposition à la tuberculose. C'est pourquoi, en dehors du traitement général, il est peu de remèdes efficaces à cet état. Quant à la bouffissure du visage (face *joufflue* ou *pouponne*), elle est habituellement un stigmate d'infantilisme. Plus fréquente dans le Nord, elle s'exagère aux moments des époques chez les jeunes filles et sa persistance indique, fréquemment, le retard du développement physiologique. J'ai traité avec succès ce trouble de nutrition faciale par l'extrait ovarien et par la teinture de séneçon. Quelques massages bien faits, quelques courants électriques intermittents aideront le traitement général à agir radicalement.

Certaines jeunes femmes présentent une éruption caractérisée par un bouquet de vésicules poussé rapidement sur une région circonscrite de la peau ou des muqueuses. Sur certaines faces, l'éruption récidive, se répète avec une fréquence et une ténacité désespérantes, depuis l'enfance jusqu'à l'âge mûr. Un peu de chaleur et de démangeaison locales précède la plaque rosée, sur laquelle bientôt apparaissent des vésicules louches, analogues à des grains de millet : ces vésicules se dessèchent et deviennent croûteuses; les croûtes tombent et sont suivies d'une macule cicatricielle brunâtre. Les joues et les lèvres sont les points privilégiés pour l'éruption. Celle-ci se traite par le simple poudrage avec parties égales de talc, dermatol, oxyde de zinc et bismuth. Pour éviter les récidives, on a recours à l'hydrothérapie, à l'électricité, aux cures d'eaux, aux préparations d'iode et de phosphore.

On traite les gerçures par la pommade suivante : faire fondre ensemble 60 grammes de beurre de cacao, 40 grammes de cire blanche et 30 grammes d'huile de paraffine, au bain-marie, en triturant; ajouter, au moment du refroidissement, 2 grammes de benzoate de soude en poudre et 5 gouttes d'essence de rose. (On peut couler, si l'on veut, cette pommade en bâtons.)

Les dartres du visage (dont la dimension arrondie est ordinairement de 2 centimètres) sont écailleuses, sur fond rose et apparaissent assez souvent chez les jeunes filles, surtout au niveau des commissures des lèvres. Elles sont dues à une alimentation échauffante (gibier, salaisons, épices, poisson de mer, crustacés, pâtisseries, vin pur) et réclament le régime lacto-végétarien, avec quelques œufs frais et un peu de viande tendre, bière de malt comme boisson. Au lever, on donnera quelques grammes de magnésie lourde ou de sel de Carlsbad, comme laxatif alcalin. Localement, on pratiquera des onctions avec :

Glycérolé d'amidon............	30
Précipité blanc................	0,50
Baume du Pérou..............	0,75
	M.

et l'on recommandera, pour la toilette du visage, matin et soir, l'eau de roses tiède, additionnée d'un peu de borate de soude (*perborate*, de préférence), en se méfiant comme de la peste des savons irritants ou trop parfumés du commerce.

Maintenant, c'est le tour des peaux grasses.

La sécrétion exagérée de la sueur n'a pas de grands inconvénients, même aux pieds, aux mains ou aux aisselles, puisqu'on la pallie facilement par les badigeonnages et les poudres, dont j'ai donné les formules. Mais les sécrétions graisseuses exagérées (dont la stagnation sur l'épiderme et sur le cuir chevelu compromet gravement la nutrition de la peau, engendre diverses éruptions microbiennes et prépare la chute opiniâtre et rebelle de la chevelure), méritent de nous retenir plus longtemps, au point de vue pratique.

Les éruptions graisseuses (si fréquentes chez les jeunes filles aux ailes du nez et au menton) réclament, comme traitement, les lotions chaudes au savon naphtolé et les badigeonnages avec le mélange suivant, agité avant l'usage :

```
Glycérine  .....................   60
Liqueur  d'Hoffmann............   30
Soufre  précipité.................   15
Benzoate de soude................    5
```

M. (agitez).

Il faut redoubler ces soins de toilette aux moment des époques, régulariser ces dernières et veiller sur le fonctionnement parfait de l'intestin, au moyen des lavements et de l'estomac, par le régime. Une alimentation trop riche en farineux et en corps gras semble favorable aux séborrhées. Il en est de même d'une existence oisive et sédentaire.

Sur le cuir chevelu, le traitement consiste à enlever l'excès de graisse par des lavages à l'eau très chaude, après lesquels on frottera le cuir chevelu avec la poudre suivante :

```
Farine de sarrasin................  60
Savon médicinal..................  30
Soufre précipité.................  20
                                    M.
```

(en poudre très fine, que l'on enlève ensuite avec le peigne et la brosse).

Trois ou quatre fois par semaine, on frictionnera la tête avec une cuillerée à dessert du mélange suivant :

```
Alcoolat de Fioravanti...........  200
Alcool camphré..................  100
Teinture de quinine.............   60
Sulfophénate de zinc............    4
Sulfate de cuivre...............    2
Essence de cannelle de Ceylan...   10
                                    M.
```

Cette mixture est dirigée contre les associations microbiennes, liguées en colonies parfois extrêmement vivaces. Elle est décongestive sans aller jusqu'à la stimulation, et peu irritante en général.

Bien entendu, il s'agit ici des formules les plus classiques, qui ne sauraient viser les cas atypiques, anciens et rebelles, de séborrhée. Ces derniers sont toujours liés, du reste, à un état général sérieux de l'organisme. Il s'agit, ordinairement, de malades neuro-arthritiques, ayant souffert de l'intestin (côlite glaireuse) et surtout du foie (insuffisance hépatique). En soignant la cause qui entretient, dans ces cas, la séborrhée du cuir chevelu, on rendra plus de services et l'on arrêtera davantage la chute des cheveux que par les savonnages les plus minutieux et les topiques le plus savamment libellés. Guérir, c'est combattre la cause.

Je reviendrai plus amplement sur ce qui regarde les cheveux, dans la 27ᵉ causerie de ce petit volume.

Contre les éruptions grasses, je conseille les lavages de la face avec de l'eau très chaude (55 à 60°) et *très savonneuse,* indispensables pour suractiver la circulation, favoriser les échanges cellulaires, débarrasser de leurs déchets les glandes de la peau, modifier ses infiltrations et rénover, en quelque sorte, la nutrition locale. Je conseille seulement, après les lotions chaudes prolongées, de faire une courte lotion froide : cette sorte de douche écossaise empêchera la peau de se craqueler, de se rider prématurément par l'action trop répétée de l'eau chaude.

L'acné du menton, fréquente et rebelle surtout entre vingt et trente-cinq ans, principalement chez les jeunes filles, coïncide d'habitude avec certains troubles de l'ovulation. Elle réclame un traitement général ainsi libellé, que l'on suspendra pendant les époques menstruelles. Avant chaque repas, on donnera la pilule suivante :

```
Extrait de viburnum...........  0,15
Extrait d'hydrastis............  0,08
Extrait d'ergot................  0,04
Extrait de cannabis...........  0,02
```

M. S. A. (2 pilules par jour).

Contre l'éruption proprement dite, on frictionnera la région malade avec un mélange de vaseline camphrée, lanoline mentholée et axonge benzoïnée 10 grammes de chaque, 2 grammes de soufre précipité et 20 gouttes d'essence de wintergreen. S'il existe une pustule très rebelle, on la touchera, de temps à autre, avec un mélange, à parties égales, de fleur de soufre et d'essence de pin d'Autriche. Le soufre à l'intérieur (1 ou 2 grammes le matin, dans du miel, avant le petit déjeuner) est également très favorable.

Les visages gras doivent employer, comme

eau de toilette, un mélange d'eau distillée de menthe, alcoolé de verveine, teinture de quillaya, 100 grammes de chaque, additionné de 0,50 de phénosalyl et 0,30 de thymol. Si des pustules apparaissent au pourtour de poils (narines ou lèvre supérieure), il faut épiler et cautériser ensuite avec un petit cristal pointu de sulfate de zinc.

Terminons, en donnant aux teints gras qui se trouvent trop pâles une formule de fard rose parfaitement inoffensif, qui s'applique à la houppe :

Talc de Venise...................	30
Oxyde de zinc....................	25
Carbonate de magnésie...........	20
Craie précipitée.................	15
Sol. alc. d'éosine au 1/100........	10

M. s. a. (porphyrisez)

La Défense contre les Dermatoses

La plupart des dermatoses coïncident avec
des fermentations de l'intestin, ou avec l'insuffisance du foie et des reins. Nos aimables
clientes nous demandent, fréquemment, de
faire disparaître, par une *bonne* formule, une
éruption faciale qui les chagrine depuis plus
ou moins longtemps. Et quand nous leur
répondons que cela est impossible et qu'autant
vaudrait vouloir guérir *en soufflant dessus*
(suivant l'expression vulgaire), elles sont
décontenancées! Il est, cependant, facile de
comprendre qu'une simple application locale
ne saurait avoir raison d'un état gouverné par
le vice nutritif. Sans régime, sans traitement
général, le meilleur topique reste insuffisant
et illusoire. C'est le *terrain* morbide qu'il faut
atteindre, d'abord, et amender : le traitement
externe est toujours secondaire, parfois même
superflu.

Beaucoup d'efflorescences, couperoses, nez rouges, eczémas séborrhéiques, etc., sont étroitement solidaires de perturbations gastrointestinales par suralimentation azotée, abus du poisson, de la viande et des œufs, des conserves et des pâtisseries lourdes. Que voulez-vous que fasse le meilleur pansement sur une éruption qui n'est, en somme, qu'une répercussion viscérale? Il est de toute évidence que nous devons, d'abord, agir sur les viscères : médicamenteusement parlant, la peau ne saurait se séparer de la bête.

On a cru pouvoir attribuer l'*acné* juvénile à une insuffisance de la mastication. Mais si l'on songe que cette dermatose fait justement défaut aux âges extrêmes de la vie, où la mastication est le plus insuffisante, force nous est d'incriminer plutôt le mauvais régime alimentaire, et notamment l'abus des graisses et des féculents. A l'intérieur, la levure de bière, les ferments lactiques, l'électuaire de soufre, les capsules d'ichthyol, rendent, alors, de grands services. Localement, les savonnages sulfureux très chauds suffisent pour enrayer les poussées. Mais lorsque l'acné siège au menton, il faut, comme je l'ai déjà dit plus haut, accuser le bas-ventre et s'efforcer de régulariser le fonctionnement mensuel de l'utérus.

Contre la sécheresse du visage, je préconise

les onctions, matin et soir, avec 40 de cold-
cream et 5 de savon médicinal. A l'intérieur,
je donne l'arséniate de fer et l'iode. S'il apparaît des érythèmes, dermites, irritations superficielles, j'ai recours aux lotions avec 100
grammes d'eau de roses tiède et 1 de salicylate
de soude. Pour décongestionner la face, on
peut la poudrer avec un mélange de talc,
magnésie, perborate de zinc et ceyssatite, en se
méfiant des poudres végétales, toujours fermentescibles. Si la peau est, à la fois, sèche
et congestionnée, je conseille, d'abord, une
lotion avec l'eau d'hamamelis, puis une onction avec parties égales de lanoline et d'eau
de chaux. En cas de couperose, pulvérisation
à 55°, massage modéré, électro-punctures des
varicosités, etc.

Il est de la plus haute importance d'obvier
aux cicatrices faciales, trop difficiles à faire
disparaître ensuite. Pour cela, il faut empêcher tout bouton de *s'infecter*, de devenir
purulent : on y arrive, avec les lotions et poudres antiseptiques, les emplâtres, les onctions
soufrées, etc... L'herpès, qui apparaît souvent
à l'occasion des époques, est une éruption
vésiculeuse précédée de démangeaisons et de
cuisson. La sérosité se concrète en croûtelle,
qui tombe et laisse une macule rose : la durée
totale du petit drame cutané ne dépasse pas

trois semaines. Les personnes nerveuses, arthritiques, sujettes aux migraines, aux névralgies, descendantes de goutteux, d'obèses, de diabétiques, d'albuminuriques, sont fortement prédisposées à l'herpès. Je leur conseille, à titre préventif, le régime lacto-végétarien, les lavements de sauge très fréquents, les onctions locales de glycérine additionnée d'un peu de dermatol. J'ai parfois fait avorter des vésicules par l'application d'un tampon d'ouate hydrophile imbibée de liqueur de van Swieten. Mais ce qu'il faut, surtout, exiger des herpétiques, c'est la sobriété, l'exclusion du poisson, des salaisons, des conserves, du bouillon et des extraits de viande, acides, crudités, aliments gras et fermentés, pain frais, choux, oseille, chocolat, etc. Les repas seront réguliers et lents. Le but est d'éviter la congestion du foie et la production des toxines intestinales, hostiles à la peau. Dans certains herpès invétérés et exfoliateurs, il ne faut pas sortir du régime lacto-végétarien, et recourir sans cesse aux laxatifs et diurétiques : je fais prendre, chaque jour, en trois cachets, 5 grammes du mélange, à parties égales, de sel de Carlsbad, nitre, lycétol, phosphate, chlorate et benzoate de soude. Chaque cachet est suivi d'une petite tasse d'infusion chaude de pensée sauvage : le foie et les reins sont ainsi libérés.

La flaccidité et le relâchement du visage annoncent et précèdent souvent l'âge critique. Les pulvérisations d'eau de Pagliari, les courants faradiques faibles, certaines préparations emplastiques, retardent ces symptômes de sénilité faciale. Le massage, dont on abuse, est souvent contraire : il étire et atonise davantage la peau, compromettant le peu qu'il reste de fleur juvénile...

Les pigmentations sont le cauchemar des jolies peaux blondes et même brunes. Elles constituent, en somme, une défense contre les rayons chimiques du spectre : théoriquement, on se préserverait fort bien du soleil en se barbouillant de noir de fumée (fard admissible chez les Hottentotes, mais non dans nos pays). Ce qu'il faut conseiller, ce sont les écrans *rouges* (ombrelles, voilettes, chapeaux) qui tamisent admirablement les rayons solaires. Dans les jours de gloire de Phébus, volontiers, je formule, pour les coquettes de nos plages, une crème ainsi composée :

Lanoline vraie...................... 30
Eau distillée d'hamamelis........ 20
Tannate de quinine.............. 2

M.

Cette onction prévient la pénétration des rayons ultra-violets du spectre et elle a l'avantage d'obvier à la dilatation des vaisseaux capillaires, qui prélude habituellement à l'apparition des éphélides, comme à celle de la couperose.

Le visage, hélas! ne s'embellit pas toujours avec la saison du renouveau. Ce serait plutôt, pour lui, une occasion propice d'exhiber certaines sèves morbides que l'on espérait éteintes! La stimulation circulatoire exerce même, au printemps, nous le verrons, une action élective sur le teint : tantôt, il s'agit de taches de rousseur; tantôt, c'est un revêtement congestif général; ou bien des plaques marbrées diffuses, mais permanentes, que l'on cherche, vainement, à pallier par les maquillages de crèmes et de poudres à la mode du jour!

Cet état congestif de la face persiste principalement chez les femmes présentant des irrégularités ou bien des difficultés dans leurs fonctions spéciales. Il faut donc, d'abord, agir médicalement sur ces fonctions féminines. Cela n'empêche pas de fuir l'action des rayons solaires et celle du vent, et d'observer (comme nous le développerons plus loin) une bonne hygiène de l'estomac et de l'intestin. Disons aussi, en passant, que les rougeurs émotives, sans éruption, survenant par bouffées et entraînant parfois les plus obsédantes préoccupations, sont appelées aussi à bénéficier, dans une large mesure, des préceptes énoncés ici : toutefois, elles réclament, pour guérir radicalement, un traitement *approprié à chaque cas.*

Les personnes dont la peau est délicate me demandent, fréquemment, la formule d'un bon savon pour le visage et le cou, ainsi que pour les mains. Râpez une livre de savon blanc de Marseille dans un demi-litre d'eau bouillie; ajoutez 400 grammes d'alcool à 90° et 100 grammes de glycérine à 30° ; parfumez à volonté et agitez. On utilise ce mélange à la dose d'une petite cuiller à thé sur la serviette humide. C'est un savon très détersif et très aseptique, ce qui signifie qu'il nettoie à fond les téguments de leurs impuretés et les debarrasse aussi des microbes, en décapant la couche cornée et graisseuse de l'épiderme, où ils se tapissent sournoisement.

Nous apportons, en naissant, les qualités de nos tissus : l'art peut les modifier, dans une certaine mesure, mais il est impossible de prétendre réformer radicalement un mode de nutrition tégumentaire, en quelque sorte *congénital,* comme l'ichthyose, par exemple, cette incessante desquamation de l'épiderme en écailles plus ou moins adhérentes. L'épiderme est dur alors, rugueux et comparable à la peau de certains reptiles. C'est une malformation cutanée bien désagréable, apparaissant dès les premiers mois de la vie et augmentant jusqu'à l'adolescence. Heureusement, le visage échappe ordinairement à cette sécheresse générale, qui règne sur les membres, même en pleine chaleur de l'été. Les cheveux et les ongles, productions épidermiques, sont également secs, fragiles et cassants : aux articulations des genoux et des coudes, la peau devient épaisse et nacrée.

L'alimentation grasse, l'huile de foie de morue, les préparations arsenicales, modifient lentement, mais sûrement, ce désagréable état de sécheresse. Les bains amidonnés et gélatineux, les compresses d'eau boratée sur les régions qui demandent à être plus particulièrement *décapées* (compresses recouvertes de taffetas-chiffon, dans le but de procurer une sorte de bain de vapeur local) réussissent à ramener un peu de souplesse et de douceur dans les téguments. Je prescris aussi, fréquemment, contre la peau sèche, une pommade ainsi composée :

Glycérolé d'amidon...............	200
Acide tartrique.................	5
Résorcine	4
Acide salicylique	3
Acide phénique.................	2
Essence de reine-des-prés........	1

M. S. A.

(Pour frictions, matin et soir, et poudrer d'amidon.)

Le développement facial du système pileux est un tel cauchemar pour nos lectrices, que nous sommes encore une fois obligés de traiter la question. Répétons aux intéressés que toute irritation locale est capable de transformer en véritables crins le duvet le plus ténu. Donc, gardons-nous du rasoir, de la pince et des pâtes ou poudres épilatoires, ainsi que du flambage, toutes pratiques qui, en laissant les racines intactes, ne font qu'étendre et développer davantage les végétations pileuses.

Depuis un quart de siècle, *l'électropuncture* fait ses preuves. C'est une opération innocente, mais délicate, qui ne saurait être confiée, sans inconvénients, qu'à un spécialiste averti. On évite toute cicatrice en n'électrolysant jamais deux poils tangents. En une demi-heure, on peut détruire 60 à 100 poils ou duvets : si le sujet est pusillanime, on peut anesthésier préalablement la peau à traiter. Le contact de l'aiguille ne détermine, au surplus, qu'une douleur modérée et supportable. Certaines femmes ressentent un goût métallique ou des troubles oculaires, qui ne présentent aucune importance, du reste.

Les rayons X ont aussi la propriété de faire

disparaître les frondaisons importunes. Mais il faut aller doucement dans l'application des rayons de Rœntgen. Le traitement est long, puisqu'il demande souvent plus de six semaines : mais il ne présente, non plus, aucun inconvénient, lorsqu'on sait procéder avec prudence.

L'*hpertrichose*, ou exagération pileuse, est fréquente pendant la grossesse; mais, comme elle disparaît après les couches, il n'y a pas lieu de la traiter. On explique par le pouvoir pilogène de la sécrétion interne du placenta cette pousse assez fréquente, même chez les femmes très jeunes. On peut conseiller alors les pommades palliatives décolorantes et atrophiantes que j'ai préconisées dans mes divers ouvrages, et qui ont pour ingrédients le peroxyde d'hydrogène, l'acide salicylique, le chlorure de calcium.

L'électropuncture des moustaches est celle qui réclame le plus d'attention : elle laisse souvent des cicatrices, lorsqu'elle est pratiquée, sans prudence, par des mains incompétentes. Les poils groupés sur une petite verrue ou sur une envie sont également fortement implantés et résistants. Il faut, alors, utiliser les grandes intensités électrolytiques ou recourir aux rayons X, qui détruisent, en même temps, la petite tumeur.

ONZIÈME CAUSERIE

Les Teints rouges

Un teint rutilant, enluminé, cramoisi, fait le désespoir des femmes. Que la congestion gorge de sang les joues, qu'elle rougisse le front ou le nez, il s'agit très rarement d'un état purement local. Ce qu'il faut surtout soigner, pour embellir le teint, c'est la circulation (cœur, veines, artères), ce sont les fonctions digestives (estomac, foie, intestin), ce sont surtout les fonctions du *bas-ventre*, manomètre de la santé, comme de la beauté féminine.

La rougeur du teint est due souvent à l'*érythème*, congestion disparaissant sous la pression du doigt et causée par la dilatation des vaisseaux du derme. La congestion active (impulsion exagérée du cœur et des artères) donne habituellement une couleur rouge vif, avec chaleur locale, tandis que la congestion passive (stase veineuse) rend le teint violacé, avec peau plutôt froide. Il existe aussi des érythèmes de la face dus aux rayons solaires printaniers, à l'ingestion de certains aliments (fraises, glace, mollusques) ou de certains médicaments (antipyrine, aspirine, iode, arsenic) : exemples très nets de l'influence gastro-intestinale sur la rougeur de la face.

Lorsque la rougeur s'accompagne de *luisance* du teint (peau huileuse ou séborrhée), il faut surveiller l'alimentation et y introduire beaucoup de légumes verts; donner des lavements journaliers, des bains sulfureux et conseiller les lotions faciales trois fois par jour, avec le lait suivant, coupé de moitié eau très chaude :

```
Eau de laurier-cerise............  300
Teinture de myrrhe..............    8
Teinture de benjoin.............    7
Teinture d'opoponax.............    6
Teinture de quillaya............    5
Résorcine  .....................    2
Monosulfure de sodium..........     1
```
(Mêlez et passez à travers étamine.)

La timidité, la crainte des rougeurs *émotives* doit être combattue par une sérieuse rééducation de la volonté, mais aussi par une médication capable de calmer un cœur bondissant et d'éloigner du visage la terrible bouffée de chaleur. Le bromure de camphre, l'extrait de gui, l'adonis, le convallaria m'ont fourni, à cet égard, de nombreux succès. Ces agents appuient efficacement, chez les « piqueurs de soleils », une volonté souvent défaillante et annihilent, en partie, les effets visibles de l'*éreutophobie* sur le visage. Combattre l'aboulie des tiqueurs, c'est bien; supprimer les manifestations pénibles du tic, c'est beaucoup mieux.

Il faut, chez la jeune fille, de bonne heure, soigner l'acné de la face, qui, souvent, crée de disgracieuses cicatrices et prépare, pour l'avenir, la couperose inévitable : Lotions chaudes avec le savon sulfureux; lissage graduel et électrisations faradiques de la peau, afin d'augmenter sa vitalité et de réveiller la fonction d'expulsion des glandes sébacées, qui nettoient automatiquement le visage de ses lésions les plus anciennes. La rougeur couperosée est due parfois à l'empâtement et au manque de tonicité des tissus. Je suis peu partisan de ces malaxations et pétrissages soidisant *plastiques,* que l'on conseille actuellement sur le visage; leurs résultats immédiats sont rarement durables ; ils se traduisent le plus souvent, dans l'avenir, par le relâchement plus accentué des tissus et par l'apparition de rides précoces. Je préfère l'effleurage vibratoire, combiné avec les courants d'induction et les lotions sulfureuses. C'est là un traitement toujours admirablement tonifiant pour les peaux, voire les plus irritables, et qui (même passagèrement) n'aggrave jamais l'état de rougeur congestive. Voici une pommade que je conseille aussi d'appliquer, le soir, dans le cas de couperose :

Glycérolé d'amidon............ 30
Baume du Pérou.............. 0,50
Thymol 0,25
Acide salicylique............. 0,10

M.

Je conseille de poudrer la peau, pendant la journée, avec le talc, additionné d'un cinquième d'oxyde de zinc et d'un dixième de précipité blanc (porphyriser et parfumer *ad libitum*).

La rougeur du visage est souvent le reflet local d'un vice général de l'organisme. C'est pourquoi le régime végétal, les boissons alcalines, les laxatifs, diurétiques et sudorifiques améliorent souvent des états réfractaires aux meilleurs traitements dermatologiques. Il faut surtout supprimer l'empoisonnement du sang par les fermentations viscérales anormales et pour cela, combattre la constipation et diminuer la durée du transit intestinal, en exonérant l'abdomen par les lavements, les préparations de *boldo,* de fiel de bœuf et autres, qui augmentent la chasse biliaire et purgent, pour ainsi dire, naturellement. Chez les jeunes filles, il est non moins important de favoriser les fonctions menstruelles; et l'on y arrive si facilement par les préparations de safran, de viburnum, de séneçon, l'oxalate de fer, l'iode et l'arsenic, lorsqu'on sait habilement manier ces préparations, reconstituantes et véritablement *formatrices!*

Une autre cause, assez fréquente, de rougeur faciale, c'est le lupus *érythémateux.* Il ne s'agit pas ici du lupus vulgaire, cette dartre rongeante, destructive et défigurante au premier chef. Il s'agit d'éruptions rouges, accompagnées d'infiltration du derme et de squames adhérentes, apparaissant, le plus souvent, sur le nez et sur les pommettes. La rougeur en est souvent vive, surtout au printemps; mais elle se distingue des rutilances eczémateuses ou acnéiques par l'absence de toute sensation prurigineuse. Ses poussées sont capricieuses et déconcertantes au premier chef.

Les femmes de 25 à 45 ans sont, plus que les hommes, prédisposées au lupus érythémateux. On a prétendu que son origine était tuberculeuse, comme on l'a démontré depuis vingt-cinq ans, pour le lupus vulgaire. Cela est loin d'être certain. Toutefois, le traitement interne par l'iode, l'arsenic, le phosphore, alternés ou combinés, les cures d'air et les régimes alimentaires digestifs et reconstituants, ont une influence indéniable sur l'amélioration de la dermatose. Localement, je conseille les lotions savonneuses chaudes, les scarifications légères, les effluves et étincelles de haute fréquence, les applications d'acide carbonique liquide.

Comme pommade, je prescris :

Cold-cream 15
Hydrate de chloral............ 0,20
Acide phénique neige.......... 0,10

M. S. A.

Cette dernière préparation convient aussi parfois aux diverses colorations imprimées, sur les teints fragiles, par l'érythème solaire printanier.

Dans toutes les affections congestives de la face, il est très important d'éviter le froid aux extrémités, par le moyen de douches froides de mains et de pieds ou la flagellation des membres inférieurs avec une serviette trempée d'eau froide. Les lavages intestinaux sont également très utiles. Tous ces moyens doivent être mis en œuvre contre cet état rebelle, l'érythrophobie ou éreutophobie (rougeur émotive du visage). Cette triste affection n'est pas nouvelle, puisqu'il en est fait mention dans une lettre de Mme de Sévigné à sa fille, la comtesse de Grignan : « Que c'est un joli bonheur de ne rougir jamais! Ç'a été, comme vous dites, le vrai rabat-joie de votre beauté et celui de ma jeunesse : j'ai vu que, sans cette ridicule incommodité, je ne me serais pas changée pour une autre. C'est une persécution dont le diable afflige l'amour-propre : enfin, ma fille, vous en quittiez le bal et les grandes assemblées, quoique tout le monde tâchât de vous rassurer, en vous élevant toujours au-dessus des autres beautés. C'est souvent un aveu sincère des sentiments qu'on cache et qu'on a raison de cacher; votre imagination en était si frappée, que vous étiez hors de combat. »

J'ai souvent à soigner de ces cas de rougeur faciale, qui rentrent dans le cadre de la névrose héréditaire. C'est une obsession des plus pénibles, liée à un déséquilibre du système nerveux : il y a sensibilité tellement vive aux émotions les plus simples, que le sang monte violemment au visage. Puis, l'idée seule qu'on *peut rougir*, la peur d'être rouge suffisent à provoquer et à maintenir à demeure la congestion faciale : tourment angoissant, contre lequel les malades luttent désespérément! La volonté devient alors impuissante à *réagir,* c'est-à-dire à créer des réflexes d'arrêt à **la** rougeur obsédante et émotive. Un traitement psychique, aidé d'électrothérapie, devient alors indispensable pour amender les pénibles sensations et suggérer au sujet la possibilité de réprimer sa rougeur et de récupérer son teint normal. Mais il faut, avant tout, modifier la circulation et le système nerveux. La spartéine et la théobromine, les extraits de valériane et de muguet nous rendent, à cet égard, de précieux services. Chez les jeunes filles, il faut favoriser les fonctions périodiques par le moyen du viburnum, du séneçon et de l'hydrastis. De plus, il faut assurer, par des lavements réguliers, les exonérations viscérales. Le régime lacto-végétarien, la vie au grand air, à la campagne, c'est-à-dire la substitution des émotions cosmiques aux excitations urbaines; tel est le traitement, assez complexe, de l'érythrophobie, mal étrange qui empoisonne l'existence de tant de jeunes personnes!

Les congestions intermittentes des joues et des pommettes, en dehors de toute émotion, annoncent fréquemment des troubles morbides du cœur et des poumons. Le gonflement brusque des lèvres est fréquent chez les descendants de goutteux ou les arthritiques héréditaires, qui digèrent mal et éprouvent des dermatoses et des démangeaisons d'ordre toxique, dues à des acides de fermentation secondaire, développés dans l'estomac et éliminés par la peau. Chez ces malades, comme chez les urticariens, il importe d'ordonner des aliments stérilisés par une cuisson suffisante, du pain grillé, de la bière de malt et d'autres ferments digestifs : un laxatif salin deux fois par semaine (de préférence, le sel de Seignette) rendra ici de grands services.

Les poussées congestives du visage sont, du reste, en relations les plus avérées avec le tube digestif et coïncident souvent (on peut le remarquer) avec des troubles du foie et de l'estomac. Les pilules de rhubarbe et de fiel de bœuf (10 centigr. de chaque, avant chacun des trois repas), les eaux minérales alcalines et les lavements de camomille, donnent alors d'excellents résultats, ce traitement général étant combiné naturellement avec les traitements locaux.

Lorsque la rougeur est au menton, chez une jeune fille ou une jeune femme, c'est un indice, à peu près certain, de troubles menstruels et une indication d'agir sur la fonction utéro-ovarienne par le moyen du viburnum, du séneçon, de l'hydrastis, de l'hamamelis, de l'ergot ou de certains extraits organiques.

Comme traitement local, le meilleur est le suivant : matin et soir, lavage prolongé à l'eau chaude et au savon de naphtol soufré ; on sèche, en poudrant d'amidon; quelques minutes après, on fait une onction légère avec :

<pre>
Glycérolé d'amidon............. 45
Résorcine   1
Hyposulfite de soude..........   3
Baume du Pérou...............   4
Menthol 0,50
</pre>

M. S. A.

Négligée, la rougeur engendre la *couperose*, qui fait flamboyer le nez comme un phare et sillonne les joues d'arborescences capillaires variqueuses. La couperose profite souvent, pour s'installer, des troubles circulatoires inhérents à l'âge critique. Il faut, alors, faire prendre à l'intérieur, la teinture de marrons d'Inde, aux doses progressives de vingt à soixante gouttes par jour. Quant au traitement local, je conseille de ne pas s'attarder aux divers topiques, presque toujours inutiles, quand ils ne sont pas nuisibles : le seul traitement sérieux est l'électropuncture, qui supprime les petits vaisseaux, en les volatilisant, en quelque sorte : opération analogue à celle des poils importuns.

DOUZIÈME CAUSERIE

Le Printemps et la Femme

Au printemps, la végétation naissante rend
l'air plus riche en oxygène, ce qui (joint à la
luminosité solaire) stimule l'*hématose,* c'est-
à-dire l'oxydation des globules rouges du sang.
De là, vivification fonctionnelle, rafraîchisse-
ment organique, invigoration de l'énergie nerveuse, allègement même de l'esprit. Chez les
jeunes sujets, surtout, le mouvement nutritif
s'exalte parfois en véritable tourbillon. Pour
toutes ces raisons, mais également à cause des
grands écarts de la température, le printemps
est la saison perfide et morbide par excellence.
Les poètes eux-mêmes le reconnaissent : té-
moin Soulary :

> *Déjà moutonne le gazon;*
> *Des bois gonflés les bourgeons pleurent.*

Voici paraître à l'horizon
Le Printemps, bénigne saison,
— Dont beaucoup meurent...
. . . .
Sous le ciel clément et vermeil,
Nous avons fêté le Soleil
— Et pris un rhume!

Le printemps est la saison des embarras
respiratoires et des troubles gastriques, avec
courbature, fatigue générale, tête lourde, perte
d'appétit, irrégularités intestinales, insomnie,
etc. Il se fait parfois comme une ébauche, une
miniature de fièvre muqueuse ou typhoïde. Le
printemps est funeste également aux personnes prédisposées aux congestions, aux hémorragies ou souffrant de maladies de poitrine.
Grâce aux vicissitudes météorologiques, grâce
au froid aux pieds avec chaleur à la tête, le
renouveau imprime à toutes les affections
catarrhales et rhumatismales un véritable
coup de fouet: depuis l'angine simple et le
ridicule coryza, jusqu'à la fluxion de poitrine
et à l'arthrite aiguë, on en observe toutes les
variétés possibles. Les migraineux, les neurasthéniques, les goutteux, les hémorroïdaires
sont loin aussi de bénir cette saison où fer-
mente la sève diathésique de l'herpétisme et
de l'arthritisme, grâce aux changements ther-
miques, hygrométriques et électriques de l'atmosphère. On peut décrire enfin une *anémie*

de printemps, chez les personnes sédentaires qui sont restées calfeutrées pendant les mois d'hiver, avec un chauffage plus ou moins sain.

La peau souffre aussi d'exfoliations farineuses, de vésicules herpétiques ou eczémateuses, de boutons d'acné et de furoncles, justiciables surtout du régime et du traitement général : ces éruptions se lient, en effet, presque toujours à des troubles de l'estomac, du foie, de l'intestin ou du bas-ventre, qu'il faut soigner avant tout. A cet égard, répétons encore à nos lectrices qu'il est bien difficile, sinon impossible, de traiter *à distance* les affections de la peau : non seulement parce qu'on ne *voit* pas leur nature exacte, mais surtout parce que la peau n'est pas un tissu dont on peut enlever les taches ou soigner les trous, sans connaître sa propriétaire...

A propos de taches, c'est le moment aussi de soigner celles de *rousseur*, alors qu'elles commencent à poindre. Outre la protection du teint par l'ombrelle et la voilette, je recommande, le soir, l'application d'un cold-cream additionné de 10 0/0 de perborate de zinc; et des lotions, pendant la journée, avec une solution de 25 centigrammes de cyanure de mercure dans 200 grammes d'eau de laurier-cerise (*poison*).

On a décrit, dans ces derniers temps, une

conjonctivité printanière, sorte de catarrhe saisonnier de l'œil, qui débute dès les premiers jours chauds du mois d'avril. Démangeaisons tenaces, un peu de cuisson, rougeur de l'œil, crainte de la lumière, tels sont les principaux symptômes, promptement atténués par l'occlusion oculaire et par les collyres à base d'acide phénique, cocaïne et adrénaline.

C'est au printemps qu'il importe surtout de corser la résistance aux maladies et de faciliter l'épuration du sang. L'exercice en plein air, les bains, douches, frictions, les laxatifs légers, les lavements et les tisanes amères conviennent dans ce but. Le régime alimentaire devra être léger, à prédominance *végétale*; mais que cela ne soit pas un encouragement pour abuser des crudités (radis, salades), des végétaux et fruits hâtifs, des primeurs à maturité insuffisante. Ce genre de *végétarisme* ne fait guère que fatiguer le tube digestif et favorise les toxines intestinales: fermentations qui donnent naissance aux états infectieux et excitent les prédispositions constitutionnelles aux maladies.

On évitera plus encore les excès carnés, l'usage des salaisons, des conserves et des sauces savantes, bouillons concentrés, extraits de viande, etc. On se méfiera du vin pur et des liqueurs, qui appellent, en cette saison, les récidives arthritiques : la plantureuse nourriture de l'hiver n'est plus admissible au printemps et le carême des anciens, par ses quarante jours d'abstinence obligatoire, avait certainement du bon au point de vue prophylactique. Les potages au lait, les œufs frais, les pommes de terre bouillies, les salades cuites, les épinards, les poireaux, les asperges, les pommes et les oranges, les fromages frais et les pâtisseries légères feront la base du régime, avec 125 grammes de viande tendre et fraîche et 200 grammes de pain rassis par repas, bière légère ou vin étendu d'eau.

Le vêtement doit être, à la fois, chaud et léger, à base de laine: car, d'une part, il faut organiser la résistance au vent, à l'humidité et même au froid, qui sévit encore de temps à autre; d'autre part, il faut absolument ouvrir les pores de la peau et faciliter ses fonctions exhalantes et perspiratoires. C'est ainsi qu'on attire le sang à l'extérieur et qu'on évite les congestions internes. C'est ainsi également qu'on empêche la tendance aux éruptions, souvent causées par les perturbations fonctionnelles des glandes sébacées et sudoripares de nos téguments.

En cas d'apparition importune d'une dermatose quelconque (ces satanées éruptions n'arrivent jamais que sur les visages : c'est comme les rides, pas de danger qu'elles se mettent aux talons!), on devra, tout de suite, supprimer du régime alimentaire les condiments et les stimulants; prendre, trois fois par jour, une tasse de tisane de pensée sauvage, houblon ou petite centaurée; tous les matins, un lavement d'eau tiède additionnée de 2 grammes de benzoate de soude et 2 grammes de phosphate de soude. Ce sont là prescriptions de beaucoup plus importantes que les soins locaux, dont je viens de parler assez longuement. Mes lectrices connaissent sur ce chapitre mon opinion, vieille de plus de trente ans : la fleur d'un teint frais n'est que la conscience d'une bonne santé générale réfléchie sur le visage...

Il est bon de protéger le teint, au printemps, contre le vent et le soleil.

Voici une bonne formule de crème printanière :

Lanoline	60
Beurre de cacao	30
Huile de ricin	20
Eau de Cologne russe	15
Peroxyde d'hydrogène	5

M. S. A.

Contre les éruptions, il faut d'abord soigner l'estomac, le foie et l'intestin (qui sont souvent en cause, surtout chez les arthritiques). Les érythèmes, eczémas et acnés sont habituellement dus à un excès d'acidité des humeurs et justiciables des alcalins. Les démangeaisons, les urticaires et certaines dermites dépendent plutôt de troubles du foie et réclament, comme traitements, les lavements froids, le fiel de bœuf, le boldo, etc.

Les dartres volantes de la face se guérissent, d'abord, par la cessation de tout savonnage facial. On se lavera, matin et soir, avec de l'eau tiède additionnée, par verre, d'une cuillerée à soupe de glycérine bien pure et une cuillerée à café de biborate sodique, et cela, *sans essuyer à fond.*

Dans le cas où l'éruption résiste, on fera de légères onctions avec le mélange suivant :

Beurre de muscade............ 30
Acide tannique................ 0,50
Précipité blanc............... 0,25

M.

Les taches café au lait, se desquamant de préférence au devant de la poitrine, sont dues au *pityriasis versicolor* et causées par un champignon microscopique, le *microsporon furfur.* On les observe souvent chez les personnes délicates ou dont la nutrition se trouve gravement altérée. Des savonnages fréquents avec le savon ponce alcalin, suivis d'applications de pommades soufrées et salicylées, avec

bains sulfureux, guérissent le pityriasis versicolor.

L'eczéma sec est caractérisé par des placards rougeâtres, peu élevés au-dessus de la
peau saine et recouverts d'exfoliations épidermiques plus ou moins étendues. Les badigeonnages avec parties égales de glycérine, huile
de cade et benzoate de soude du benjoin, les
laxatifs et le régime lacto-végétarien triomphent ordinairement de l'eczéma sec.

Il ne faut jamais négliger de soigner, au
printemps, la sécheresse des téguments et les
altérations de l'épiderme (peaux rugueuses,
parcheminées, écailleuses, etc.). Bien qu'il
s'agisse plutôt d'une difformité de la peau
que d'une véritable maladie (puisqu'elle date
de la naissance), l'ichthyose et la kératose
pilaire (sorte d'ichthyose atténuée) doivent se
traiter par les bains, frictions et onctions capables de pallier la sécheresse cutanée. Ce sont
des soins quotidiens et minutieux à prendre,
mais ils valent la peine d'être pris; car il est
d'observation médicale avérée que la plupart
des ichthyosiques *ne font pas de vieux os*,
comme on dit vulgairement. L'insuffisance de
dépuration tégumentaire les conduit à la
tuberculose, à l'albuminurie ou à d'autres
maladies graves, entraînant la déchéance organique.

L'herpès est une maladie de la peau **récidivante** par excellence : son éruption se **produit** en bouquets, sur une région circonscrite du corps, qui se recouvre peu à peu de vésicules. Elle est précédée de démangeaisons, surtout nocturnes, et s'accompagne d'un petit **accès** de fièvre. La durée de l'éruption est d'une semaine environ, quel que soit le traitement employé. L'herpès est fréquent, surtout au printemps, chez les nerveuses et chez les descendantes de goutteux. Le meilleur traitement consiste dans les pansements pulvérulents à l'oxyde de zinc, au bismuth, au **talc** légèrement salicylé.

Parmi les affections herpétiques qui affectionnent visiblement la saison printanière, il faut aussi signaler le *zona,* cette éruption de plaques vésiculeuses distribuées le long d'un territoire nerveux et accompagnée de douleurs souvent vives. Le zona siège, le plus souvent, au bas de la poitrine, en demi-ceinture (de la son nom). Après quatre ou cinq jours de **douleurs** intercostales, l'éruption apparaît, **dure** 8 à 10 jours, puis se flétrit et se dessèche. Souvent, il y a engorgements des ganglions et poussées successives, se prolongeant pendant une quinzaine, avec fourmillements pénibles et même ardentes cuissons. Chez les diabétiques, on peut observer une forme de zona

gangréneuse et assez grave dans ses conséquences.

Ce qu'il y a d'ennuyeux avec le zona (en
dehors de cicatrices assez fréquentes et presque toujours indélébiles), c'est la douleur, sur-
vivant (parfois pendant très longtemps) à
l'éruption herpétique. Les courants continus
sont encore le meilleur remède à opposer à
ces souffrances névralgiques.

Après le zona thoracique, c'est celui de la
face (le zona dit *ophtalmique*) qui est, de beaucoup, le plus fréquent. Alors, la paupière se
gonfle ; il y a du larmoiement, l'œil devient
rouge et la douleur névralgique est très pro-
noncée, surtout au-dessus de l'orbite. On a vu
de graves altérations de l'œil devenir la conséquence de cette forme éruptive.

Les éruptions de zona sont fréquentes dans
la race anglo-saxonne et chez les personnes
neuro-arthritiques, tuberculeuses ou souffrant
d'un état infectieux de l'estomac ou de l'intestin.

Profitons du printemps pour mettre aussi en
garde nos lectrices contre certaines plantes
exerçant, par leur contact avec la peau, une
influence d'irritation, qui se traduit par des
éruptions aiguës ou persistantes. Il s'agit principalement des primevères cultivées (*primula,
auricula, sinensis, obconica, cortusoïde*) *qui*

fournissent de si charmantes décorations florales dans nos jardins et nos appartements. Après un contact avec ces fleurs (ou plutôt avec leurs feuilles), on éprouve, quelques heures plus tard, une vive cuisson, avec rougeur, œdème et éruptions vésiculeuses, occasionnant aux doigts, aux mains et aux avant-bras de violentes démangeaisons. Le visage est presque toujours atteint simultanément : il rougit et gonfle, comme pour un érysipèle; les yeux sont rouges; les paupières ne tardent pas à suinter, dans la plupart des cas.

Ces éruptions artificielles sont dues à la présence d'un liquide irritant contenu dans les poils qui recouvrent inférieurement les feuilles : c'est comme pour les orties, mais beaucoup moins bénin.

Voici, maintenant, le traitement :

On peut arrêter les suites de ces contacts irritants, en lotionnant d'alcool pur ou de bonne eau de Cologne les parties malades, dès que l'éruption et le gonflement se mettent à apparaître.

L'Eté

Les mois d'été ramènent aussi les poussées d'érythèmes et d'eczémas, plus ou moins discrètes chez les personnes prédisposées. Dès que ces éruptions apparaissent, il faut les décongestionner et les modifier par des applications d'eau bouillie à 45° centigrades (sur de l'ouate hydrophile), applications que l'on répète trois ou quatre fois par jour pendant une heure. Sous l'influence de ce traitement bien simple, la circulation locale se trouve excitée, ainsi que l'innervation de la région : la peau a beau être sèche et écailleuse même, on ne tarde pas à voir l'épiderme se réparer dans les meilleures conditions de normalité. En même temps, les démangeaisons diminuent et disparaissent sous la bienfaisante influence de la chaleur humide ainsi appliquée.

En même temps, il faut s'efforcer de combattre la prédisposition et de modifier l'état général, en réveillant les oxydations physiologiques de l'organisme. Nos lectrices savent que la majeure partie des affections de la peau est due à une sorte d'empoisonnement par des déchets organiques, c'est-à-dire par des substances extractives imparfaitement transformées, dont le destin était d'être régulièrement éliminées du corps humain. Pour faciliter cette élimination, il est rationnel d'agir, d'abord, sur l'intestin, par les lavements et les laxatifs; sur le rein, ensuite, par les médicaments capables d'accroître la perméabilité urinaire : les sels de soude et de lithine, le lactate de strontiane, les tisanes de chiendent, de queues de cerises, de pensée sauvage, etc. Plus la personne est jeune et plus ce traitement général est suivi de prompt succès, à cause de la virginité anatomique des émonctoires, dans la jeunesse et de leur grande activité *vicariante*. Avec l'âge, l'importance du traitement **local** devient plutôt dominante : car c'est un travail d'Hercule que de vouloir nettoyer une nutrition depuis longtemps viciée. Mais ce qu'on peut, ce qu'on doit toujours faire, à tout âge et en toute occurrence, c'est instituer un régime lacto-végétarien, avec peu de viandes, abstinence de poisson, de gibier, de conserves, bouillon, choux, oseille, pâtisseries et autres aliments fermentescibles. Les bains, les frictions et l'exercice au grand air contribueront, d'autre part, à favoriser les oxydations et à chasser du sang le vice herpétique.

Les transpirations constituent, chez certaines personnes, une véritable infirmité pendant les chaleurs estivales. Profuses, elles entraînent souvent de l'amaigrissement, de la déperdition des forces, de l'insomnie et prédisposent aux poussées rhumatismales, Il faut, surtout la nuit, aérer les appartements, de telle sorte que la température voisine aux environs de 16°. Dans la journée, on évitera la marche au soleil, les boissons aqueuses exagérées (une faible décoction de quinquina est la meilleure boisson) et l'on revêtira sur la peau, directement, une mince flanelle pour absorber la transpiration.

Lorsqu'il y a sur le bout des doigts des vésicules de *dysidrose* (vulgairement : la gale bédouine) on les traitera, localement, par le vinaigre salicylé et mentholé.

La transpiration est le coup de balai providentiel indispensable à la propreté de la peau : les pores, en effet, ne peuvent se nettoyer à fond que *de dedans en dehors*.

Toutefois, les variétés quantitatives et qualitatives de la sécrétion sudorale sont très nombreuses et souvent anormales : certaines constituent même une véritable infirmité, telles que les sueurs profuses du retour d'âge, celles des tuberculeux, des arthritiques obèses, apparaissant au moindre effort (lorsqu'un sujet gras cesse de transpirer, méfions-nous : le diabète n'est pas loin).

Il est des sueurs limitées au visage, aux mains, aux pieds, à un côté du corps. Localisées au cuir chevelu, elles sont fréquemment causes de la calvitie précoce. Dans certains plis du corps, la sueur entraîne des poussées irritatives (eczéma, intertrigo), des excoriations; aux pieds, des ampoules, une macération épidermique qui entrave la marche, sans préjudice de la repoussante odeur; aux aisselles, la sueur revêt aussi une odeur hircine spéciale, avec une couleur jaunâtre et des propriétés corrosives.

Il est sage de ne pas tarir brutalement une transpiration habituelle, éliminatrice des déchets nuisibles. Mais il faut toujours soigner les sueurs *localisées*, qui constituent une trop réelle disgrâce. On utilise, d'abord, les lotions anodines, les pommades astringentes, les poudres inertes et toniques, pour recourir, graduellement, à des topiques plus énergiques.

On maintient la propreté absolue des régions ; on supprime toute habitude vestimentaire capable de favoriser les sueurs (tis-

sus rigides, chaussures imperméables, dessous-
de-bras caoutchoutés). Contre les sueurs abondantes, quelle que soit leur origine, je donne,
trois fois par jour, une cuillerée à dessert de :

Sirop de quinquina........... 300 gr.
Teinture d'ergot de seigle.... ⎫
Teinture de belladone........ ⎬ 10 de
Teinture de noix vomique.... ⎭ chaque
Essence de sauge............ 30 gouttes

M. S. A.

Contre les transpirations du cuir chevelu, je
conseille les lotions d'alcool à 96°, salicylé à
1 p. 100; contre celles des aisselles, les lotions
à la liqueur de Van Swieten, suivies de poudrages avec parties égales de talc, camphre,
magnésie, bismuth, acide borique et oxyde de
zinc. Contre les sueurs colorées, je me suis
bien trouvé de lotions au perborate sodique
ou à la liqueur de Labarraque, qui sont aussi
d'excellents antiseptiques, supprimant l'odeur
et mettant à l'abri des complications inflammatoires et infectieuses (abcès tubéreux de
l'aisselle).

Les pieds réclament le pédiluve chaud avec
3 grammes de permanganate de potasse pour
5 litres d'eau tiède; les badigeonnages entre
les orteils avec le formol, le perchlorure,
l'acide chromique; les poudres d'alun, tanin,
salicylate de bismuth et thymol, mises dans

les bas. Contre les sueurs des mains, je préconise le mélange d'alcoolé de sauge, teinture de belladone, aldéhyde formique et naphtol, en frictions fréquentes et, dans les cas rebelles, j'ai recours aux rayons X.

Les *bouffées de chaleur* sont des ardeurs fugaces, se répandant surtout à la face, au cou, à la poitrine et accompagnées de rougeur et de sueur, de *moiteur*, tout au moins. Ces bouffées ressemblent à celles que provoquent, à l'état de santé, les impressions vives: pudeur, joie, colère. Elles sont surtout fatigantes en été chez les femmes au retour d'âge et chez les jeunes filles mal réglées. On les combat efficacement par les extraits ovariens, le séneçon, le viburnum, l'hydrastis. Ne pas les confondre avec les crises éreutophobiques (*peur d'être rouge*), état névropathique justiciable des toniques du cœur et des vaso-moteurs, ainsi que des antispasmodiques (spartéine, strychnine, bromure de camphre, valériane, adrénaline) avec des applications électriques bien faites : il en a été longuement question précédemment, à propos du teint rouge.

Contre les transpirations des aisselles, il faut recommander la suppression des sous-bras en caoutchouc, qui excitent singulièrement la transpiration: on les remplacera par du feutre ou de la tarlatane en plusieurs doubles. Contre les sueurs des mains et des pieds, on peut aussi recourir au procédé de Gerson, qui consiste à imprégner d'une solution alcoolique de formol les gants et les chaussettes de fil, que l'on fait sécher ensuite avant de les revêtir. L'épiderme, au contact de ces tissus ainsi préparés, se durcit peu à peu et la sécrétion sudoripare se modère graduellement, sans suppression brusque nuisible.

Les préparations internes de phosphate tribasique de chaux et d'agaric, le sulfate d'atropine en granules (surtout lorsqu'il s'agit de sueurs nocturnes), les grands bains acidulés d'acide chlorhydrique (baignoire de bois), les bains sulfureux salés, les frictions avec l'alcoolé de tanin, etc., permettent de lutter efficacement contre la transpiration généralisée. Quant aux sueurs locales, ce sont celles des aisselles qui sont, assurément, les plus fréquentes dans le sexe féminin. On y remédie au moyen de lotions avec le vin aromatique salolé au centième; avec l'extrait de saturne, les solutions de sel ammoniac, etc. Mais c'est surtout le poudrage avec les mélanges astringents (talc, acide gallique, salicylate de bismuth, dermatol, etc.) qui modifie le mieux la sécrétion sudorale axillaire.

QUATORZIÈME CAUSERIE

La Peau en Hiver

La saison hivernale exerce sur les téguments délicats, une action néfaste. Le froid, sec ou humide, influence à la fois l'innervation et la vascularisation de nos tissus et compromet leur vitalité nutritive. Il s'agit, parfois, d'une véritable asphyxie locale. L'hiver entraîne aussi, volontiers, des démangeaisons généralisées fort désagréables (prurigo hivernal), fréquentes chez les descendants de parents malades, neurasthéniques, tuberculeux, asthmatiques ou affligés de troubles digestifs. Un régime sévère, la suppression du café et du thé, l'interdiction absolue de tout grattage, les frictions d'huile de bouleau, les enveloppements d'ouate salicylée, l'emploi interne de la quinine et de la valériane, en ont généralement raison. Lorsque les prurits résistent et s'exaspèrent, compromettant l'équilibre nerveux et le sommeil, je recommande le changement de climat, la douche tiède en pluie, la douche sulfureuse chaude baveuse sur la colonne vertébrale et surtout les applications d'effluves et d'étincelles électriques de haute fréquence : peu de démangeaisons résistent à ce dernier traitement, bien que, dans certains cas invétérés, il faille, au moins, une vingtaine de séances pour éviter les récidives. Il serait, d'ailleurs, peu prudent de compter sur les pommades soi-disant *calmantes,* à base de morphine, cocaïne, belladone, etc., contre les démangeaisons hivernales. Voici une formule de ma pratique que je recommande comme beaucoup plus sûrement antiprurigineuse :

Lanoline	60
Alcool camphré...................	30
Acide acétique	5
--- tartrique	4
--- phénique	3
Chloroforme	3
Menthol	2

M.

Contre l'irritation du visage par le froid, rien ne vaut l'usage du *lait de concombres,* facile à préparer en émulsionnant la pommade fraîche de concombres par la teinture de quillaya; on ajoute, à la fin, un quart d'eau de laurier-cerise et quelques gouttes de teinture de benjoin. Pour les peaux sèches qui ont besoin de préparations crémeuses, je recom-

mande uniquement le cold-cream très frais,
additionné de 5 0/0 de baume de la Mecque et
2 0/0 de terpinéol, qui lui donne, avec des
propriétés antiseptiques, l'agréable odeur du
lilas. Enfin, en cas de crevasses, sur le visage
ou sur les mains, voici ma meilleure formule :

Lanoline	30
Glycérine pure....................	20
Huile d'amandes douces..........	10
Gomme adragante.................	2
Acide benzoïque..................	1
Menthol	1

M.

Les *engelures* ont une prédilection avérée
pour les tempéraments lymphatiques et neuro-
arthritiques. Il est donc toujours utile, et
même indispensable, d'instituer un traitement
général, ayant pour bases les préparations
iodées, arsenicales, ferrugineuses et phosphatées. Chez les jeunes gens gras et chez les jeunes filles dont la formation laisse à désirer,
j'ai obtenu certains succès avec les préparations de corps thyroïde et d'ovaires de brebis.
J'attache aussi au régime alimentaire, surtout
chez les herpétiques, une certaine importance,
en interdisant les soupes grasses, les extraits
de viandes, les viandes noires, faisandées et
de conserve, les ragoûts condimentés, le porc,
le canard, l'oie, le gibier à poil, les charcuteries, mollusques, crustacés, poissons à chair

colorée ou grasse (saumon, anguille) et, en général, tous les aliments qui ne sont pas d'une fraîcheur parfaite. Il sera favorable de s'abstenir également des légumes et des fruits acides, des condiments en excès, des choux, champignons, pâtisseries lourdes, fromages fermentés, fruits confits. Comme boisson, je recommande une bière légère et bien houblonnée, avec abstention du vin pur, du café, du thé, du cacao et des liqueurs.

On peut prévenir, par ce traitement général, l'apparition des engelures graves et rebelles. Mais il est bon d'éviter, avec soin, le passage brusque du chaud au froid et réciproquement, et d'activer la circulation locale (dans les régions menacées) dès le commencement de l'hiver. Les frictions d'alcool camphré, les douches froides des pieds et des mains, l'enveloppement de ces organes avec des cataplasmes sinapisés ou des compresses d'eau tiède aiguisée d'un dixième d'acide chlorhydrique, nous ont toujours fourni les résultats prophylactiques les plus favorables.

Contre les engelures non ulcérées, je préconise les badigeonnages, matin et soir, avec parties égales de teintures de benjoin, d'iode et d'opium : les badigeonnages ont raison de l'engorgement et des démangeaisons et rétablissent, peu à peu, la circulation interrompue dans les vaisseaux lymphatiques. Contre les engelures ulcérées, c'est-à-dire ouvertes, je conseille les pansements, d'abord *humides,* avec une tarlatane glycérinée, que l'on recouvre d'un gâteau d'ouate hydrophile imbibée de vin aromatique. Après quelques jours de ces pansements, qui modifient les surfaces suppurantes, j'ai recours aux pansements secs, pulvérulents : poudres d'aristol, iodol ou traumatol, recouvertes de coton boriqué. Enfin, dans une troisième période, je fortifie la cicatrisation et j'évite les récidives, par l'enveloppement local d'emplâtre à l'oxyde de zinc et à l'huile de cade, découpé en bandelettes minces.

Lorsque les engelures occasionnent de violentes démangeaisons, je conseille de les badigeonner, matin et soir, avec :

Teinture thébaïque	....	20
— d'iode	....	15
— de benjoin	....	10
Menthol	....	1

M.

et de les recouvrir d'ouate, revêtue elle-même de taffetas gommé. On peut aussi appliquer, pendant la nuit, des compresses de tarlatane imbibées d'eau blanche très affaiblie.

Dans la journée, on se bornera à saupoudrer les érosions avec ce mélange :

Oxyde de zinc.................... 20
Dermatol 15
Aristol 1

M.

La cicatrisation se fera très rapide par ce simple traitement.

Voici une formule pour guérir promptement les engelures du nez et des oreilles :

Lanoline 30
Baume du Pérou............... 4
Alun d'ammoniaque............. 3
Huile de bouleau................ 2

M.

en onctions trois fois par jour, après lavage à l'eau chaude et essuyage à sec.

Contre les gerçures des mains causées par le froid et l'humidité, je conseille les onctions avec : parties égales de lanoline, glycérine, eau de roses, huile de ricin et perborate de zinc, pratiquées le matin et à midi. Le soir, en se couchant, simple poudrage au talc boriqué; puis revêtir des gants en caoutchouc pur. La guérison est ainsi complète en 36-48 heures.

Ainsi que je viens de le dire, on peut éviter les engelures en tonifiant l'épiderme et en stimulant la circulation dans les téguments prédisposés. Les bains locaux sinapisés, les lotions d'alcool camphré, de décoction de tanin ou de solution d'alun, les badigeonnages de glycérine résorcinée, les poudrages au salicylate de bismuth ou au dermatol, etc., voilà quelques-unes des méthodes utilisables avec profit. Mais il faut les appliquer dès les premiers froids et ne pas attendre l'apparition de l'engourdissement et de la tuméfaction œdémateuse, qui annoncent déjà un trouble nutritif prononcé dans la région. A cette période de début, je préconise aussi les enveloppements humides avec parties égales de vin aromatique, extrait de Saturne, alcoolé de menthe et baume de Fioravanti. Ces enveloppements, en augmentant la résistance des tissus dermiques, arrêtent net l'évolution des engelures, dissipent les taches lisses, violacées et diffuses de la peau et l'infiltration succulente qui la caractérise.

Il est d'autant plus facile aux intéressés d'appliquer avec succès ces traitements préventifs, que l'engelure a tendance à récidiver annuellement sur les mêmes régions : les doigts et les orteils, l'oreille, le nez, le talon; tels sont, par ordre de fréquence, les localisations de cette désagréable misère hivernale, agaçante par ses démangeaisons, cuissons et tensions, surtout lorsqu'on passe brusquement du froid au chaud. Ajoutons que les engelures des doigts rendent souvent maladroits, sinon incapables, ceux qui en sont porteurs, et cela, parfois, pendant plusieurs mois. Enfin, rien n'est plus pénible à l'amour-propre féminin que l'exhibition de mains violacées et informes, de doigts gonflés et boudinés...

Lorsque la période de gonflement fait place à celle d'ulcération par exfoliation de l'épiderme, il se forme des plaies torpides, c'est-à-dire n'ayant qu'une faible tendance à la cicatrisation. On observe même parfois de véritables gangrènes de la peau, laissant des cicatrices blanchâtres et indélébiles.

L'engelure est un mal de l'enfance et de l'adolescence :

« *Jeunesse, revenez! Revenez, engelures!* » a dit notre poète Camuset. Mais la prédisposition peut se prolonger loin, dans l'âge adulte, si l'on ne prend, contre les premiers froids, les précautions précédentes et surtout si l'on ne modifie, par un bon traitement général, le tempérament lymphatique. C'est, en effet, le lymphatisme qui entraîne la circulation languissante, avec cyanose des extrémités; c'est le terrain privilégié de prédisposition pour l'insupportable et disgracieuse dermatose hivernale. L'huile de foie de morue, l'iode, le fer, l'arsenic, les phosphates seront administrés suivant des formules variées, afin de modifier le sang dans la mesure du possible et d'améliorer la nutrition de la peau. L'une de mes formules favorites contre le lymphatisme (et aussi contre la prédisposition tuberculeuse qui en dérive), c'est la pilule suivante, donnée aux repas, trois fois par jour : extrait de feuilles de noyer, 20 centigrammes, et aristol, 5 centigrammes (l'aristol est un thymol biiodé). Les bains sulfureux fortement additionnés de sel, les frictions générales à l'eau de Cologne, les lavages d'eau chaude suivis d'eau froide, le port habituel de gants et de chaussettes de laine, s'imposent également à tous les prédisposés.

Quand les engelures sont déclarées et à la période de gonflement, rien ne vaut les badigeonnages, matin et soir, avec parties égales de teinture d'iode, glycérine, teinture thébaïque et teinture de benjoin saturée. Dans la journée, on évitera de rester les mains ballantes (si les engelures sont aux mains) et l'on tiendra les pieds étendus le plus possible (s'il s'agit d'engelures aux orteils). Lorsqu'on peut avoir recours aux effluves de haute fréquence, la guérison est beaucoup plus rapide. Quant aux engelures ulcérées, le meilleur traitement consiste dans les applications d'emplâtres cicatrisants à l'oxyde de zinc, à l'huile de cade, à l'acide pyrogallique, etc.

Les personnes disposées aux engelures doi-

vent éviter la sédentarité et l'exercice musculaire insuffisant, l'usage des chaufferettes,
l'habitude de passer sans transition du froid
au chaud (danger funeste aussi aux bronches)
et surtout l'action de présenter, à la chaleur
d'un foyer, des mains ou des pieds engourdis
par le froid.

On guérit promptement les engelures du
visage, en les lavant, trois fois par jour, avec
de l'eau de noyer ou de cerfeuil, légèrement
additionnée de sulfate de cuivre ammoniacal.
Le soir, on les recouvre d'une crème au perborate de zinc, saupoudré de talc au salicylate
de bismuth, que l'on conserve, toute la nuit,
au contact. Les plus cuisantes démangeaisons
s'arrêtent, dès les premiers jours; la rougeur
et la tuméfaction disparaissent habituellement sans récidive. Lorsqu'il existe des gerçures faciales, on les guérit, aisément, par les
lotions suivantes :

Eau de roses double............	200
Glycérine neutre................	100
Eau de la reine de Hongrie......	50
Acide tannique.................	10
Teinture d'iode iodurée..........	5

M. (agitez).

Lorsque le froid hivernal produit, simplement, du prurit à la peau et sollicite le grattage, je conseille, avec succès, de légères onc-

tions avec l'huile phéniquée au centième. C'est un excellent préservatif pour remédier à cette sorte d'asphyxie locale des tissus que détermine le froid et empêcher l'entame du vernis épidermique et ses craquelures.

On évite les gerçures des mains en portant, pendant la nuit, des gants de caoutchouc pur; le matin on fera des onctions locales avec :

Glycérolé d'amidon................ 45
Benzoate de bismuth............. 3
Salicylate de lithine............. 2
Teinture de baume du Pérou..... 1

M.

Les bains hydro-électriques en manuluves (faciles à installer à l'aide d'un petit appareil faradique) empêchent les gerçures de dégénérer en eczéma chez les herpétiques.

Il va sans dire que, chez toutes les personnes dont la peau es susceptible, on écartera de la nourriture hivernale les aliments riches en matières extractives et fertiles en fermentations gastro-intestinales: bouillons et extraits de viandes, sauces, ragouts, mollusques, crustacés, poisson de mer, gibier à poil, conserves, abats et triperies, fritures, choux, légumes avec cosses, fromages fermentés, sucreries et pâtisseries, condiments et stimulants en excès. On accélèrera la nutrition engourdie et l'on favorisera les éliminations nécessaires, par le

moyen des alcalins, des laxatifs et des diurétiques. Chacun sait les rapports intimes qui
unissent la peau et les viscères : impossible
d'avoir une belle peau, si l'estomac, l'intestin,
le foie, les reins, les organes du bas-ventre
laissent à désirer dans leur fonctionnement
physiologique. Il m'arrive, tous les jours, de
triompher d'éruptions rebelles du visage par
le moyen du seul traitement interne et, notamment, par la lutte contre la constipation ou
plutôt contre la *stase fécale;* car cette dernière existe, chez nombre de jeunes filles et
de femmes, malgré l'apparence du fonctionnement régulier et quotidien du gros intestin.

L'hiver est la saison néfaste pour les organismes délicats : le froid n'est-il pas l'em-
blème de la misère et de la mort? Fréquemment la multiplicité des affections respiratoires constitue une grande cause de la morbi-
dité et de la léthalité, pendant les mois
sombres.

Que faire, dès qu'on se sent atteint par un
refroidissement? Se coucher, d'abord, dans un
lit bien chauffé; puis, prendre une légère
purgation : une cuillerée à soupe de sel de
Seignette dans un verre d'eau de seltz, par
exemple. Si, malgré ces précautions, la fièvre
s'allume, on se met à la diète lactée, avec 2 ou
3 cachets de 0,25 centigrammes de bromhy-

drate de quinine, à prendre dans les vingt-quatre heures. Contre le rhume de cerveau, on introduira toutes les heures, dans chacune des fosses nasales, gros comme un pois du mélange suivant, que l'on reniflera à fond :

Lanoline camphrée.............. 40
Teinture de benjoin.............. 10
Résorcine 2
Hyposulfite de soude............ 8

M.

Contre la toux, tisane chaude d'eucalyptus, une tasse toutes les deux heures, additionnée d'une cuiller à soupe d'un mélange, par parties égales, de teinture de cannelle et de sirop de tolu. Si la grippe détermine des points douloureux, on y applique des ventouses sèches, suivies 'de frictions légères au liniment chloroformé. Enfin, on peut activer singulièrement la convalescence des affections grippales et combattre avec succès la neurasthénie spéciale due à l'influenza, par les moyens suivants : 2 milligrammes d'arséniate de strychnine, en granules, avant chaque repas; 2 grammes de phosphate de soude, après chaque repas, dans une coupe de vin de Champagne.

Contre le mal de gorge, il faut faire des badigeonnages avec la glycérine boratée et cocaïnée, qui est le meilleur des collutoires, et

se gargariser avec 1 gramme d'acide salicylique dissous dans un verre de décoction
chaude de guimauve et pavots.

Il faut faciliter la circulation des extrémités par les frictions d'alcool camphré faites,
matin et soir, sur les mains et les pieds, ainsi
que par les pédiluves et manuluves sinapisés.
On dissipe l'engorgement circulatoire par les
badigeonnages avec : glycérine, 60; iode métallique, 2; formaldéhyde, 1. Lorsque la peau
est entamée, l'emplâtre à l'oxyde de zinc, légèrement poudré de salicylate de bismuth, favorisera une cicatrisation rapide et sans récidives.

Contre le vent d'hiver, je recommande à mes
chères lectrices, sur le visage, la crème suivante, à appliquer trois fois par jour. On fait
bouillir, dix minutes, 60 grammes de glycérine bien neutre (redistillée à 30 degrés), avec
15 grammes de benzoate de soude; on refroi-
dit à 50 degrés et l'on ajoute 80 grammes de
lanoline, 40 de vaseline blanche, 15 grammes
de teinture de benjoin vanillée et 2 grammes
d'extrait de violettes. En voilà pour tout
l'hiver. Il va sans dire que le lymphatisme et
l'arthritisme devront être parallèlement modifiés par les préparations d'iode, de phosphore et d'arsenic. On évite ainsi toute dermatose.

Mes lectrices aimeront aussi, j'en suis sûr, posséder une bonne formule de pommade contre les *brûlures* : l'hiver est, en effet, la saison par excellence, pour ces offenses à la peau et c'est chose fort utile que de pouvoir guérir promptement une brûlure, tout en évitant les cicatrices disgracieuses : Mélangez à froid, 100 grammes de lanoline anhydre et 50 grammes d'huile de pin du Canada; ajoutez 1 gramme de chacune des essences suivantes : géranium, verveine, girofle et lavande; vous avez la pommade contre les brûlures, à appliquer en la recouvrant d'une bonne couche d'ouate.

Que faire contre le nez violet, qui allume, mais attriste, tant de jeunes visages? Il faut, d'abord, soigner la circulation, la digestion et la menstruation, rarement normales dans ces cas; supprimer les dilatations des vaisseaux par le moyen de l'électrolyse; obvier aux troubles secrétoires des glandes de la peau, par un léger massage, matinal et vespéral, au moyen du talc parfumé et additionné d'un dixième de fleur de soufre. Je conseille aussi, avant ces massages, les lavages écossais du visage (lotion chaude prolongée, suivie de lotion froide rapide) : enfin, dans les cas les plus rebelles, les bains locaux de lumière rouge (actinothérapie). Pour les personnes d'un certain âge sujettes aux bouffées de rougeur et de chaleur faciales, voici la formule d'une excellente crème *décongestive* :

<pre>
Diadermine 60
Extrait fluide d'hamamelis..... 20
Extrait fluide d'ergot.......... 10
Perborate de zinc.............   8
Acide oléïque................   2
Héliotropine 1,50
</pre>

M. S. A.

Voici, enfin, une ordonnance pour triompher des fissures des narines, si souvent rebelles en la saison hivernale :

<pre>
Eau distillée de mélilot...... 200
Glycérine très pure........   40
Sulfate de cuivre............   3
Essence d'amandes amères...   10 gouttes.
</pre>

M. S. A.

Introduire, matin et soir, dans la narine malade, un bourdonnet d'ouate hydrophile boriquée imbibée de cette mixture, et le maintenir pendant dix minutes environ. La guérison s'opère en trois ou quatre jours.

QUINZIÈME CAUSERIE

Le Rhume de Cerveau et ses conséquences

Le rhume de cerveau ou coryza n'est pas toujours un mal vulgaire, ayant le refroidissement comme seule origine. Il est des rhumes de cerveau nettement *infectieux :* on s'en aperçoit lorsqu'ils ont amené des complications du côté de la gorge, des oreilles ou du poumon, ou bien encore lorsqu'ils s'éternisent faute d'avoir été traités, dès le début, autrement que par le mépris!...

La grippe, cette mauvaise fée de l'hiver, se manifeste fréquemment par le coryza : le séjour au lit, quelques cachets de quinine, avec des infusions chaudes pour favoriser une sudation dérivative, seront nécessaires et suffisants comme traitement et abrégeront notablement la durée de la grippe, tout en mettant obstacle à ses complications.

On fera l'antisepsie du nez et de la gorge, en

reniflant, toutes les deux heures, gros comme un pois de la pommade suivante :

    Cold cream frais.................... 45
    Soufre précipité par voie humide.. 4
    Phénosalyl 0,50
    Menthol   0,30
    Cocaïne   0,20

                                        M.

Les personnes nerveuses et arthritiques présentent, fréquemment, du côté de la muqueuse des fosses nasales, une bizarre exaltation de la sensibilité. C'est ce qui nous explique la récidive incroyable, chez elles, des rhumes de cerveau, à l'occasion des moindres variations atmosphériques. Cette « hyperesthésie » coïncide habituellement avec des douleurs migraineuses, des vertiges, des étourdissements, des crampes d'estomac et une certaine tendance à la dépression du système nerveux. Je ne prétends pas dire qu'il faille, ici, négliger le traitement local (cautérisation ou excision des *cornets*, électrolyse de la muqueuse, etc.). Mais les plus beaux résultats sont toujours dus au traitement constitutionnel, qui est encore (quoi qu'en puissent dire les spécialistes) la *cause des causes.*

Le coryza aigu irrite souvent les yeux et les voies lacrymales, congestionne les sinus frontaux, prédispose aux éruptions eczémateuses et autres de la lèvre supérieure, ainsi qu'au *nez rouge* et *huileux* qui désole tant de jeunes femmes! Pour guérir ces dermatoses, il faut s'attaquer à la cause qui les produit et s'efforcer de la déraciner : le reste n'est rien. Plus délicate est l'intervention médicale contre les catarrhes de l'oreille moyenne et les obstructions de la trompe d'Eustache, qui entraînent les bourdonnements, la surdité, les abcès mastoïdiens, etc. Ce sont là complications auxquelles il faut parer énergiquement et sans retard.

Il est une variété curieuse du coryza, c'est l'*asthme des foins,* ainsi appelé parce qu'il est le plus souvent, exaspéré, en juin, par le pollen des graminées. Mais toutes les poudres végétales, la poussière des routes et des chemins de fer, les émanations odorantes des fleurs et de certains animaux, les fumées mêmes de l'asphalte et du tabac, l'atmosphère si impure des grands magasins, peuvent provoquer, chez les sujets prédisposés, des éternuements disgracieux et sans fin. Il faut encore modifier la constitution nerveuse et arthritique, dans ces cas, par un régime alimentaire sévère, l'emploi régulier de l'iode, de l'arsenic, de la valériane et de la strychnine, les pulvérisations intranasales d'huile de quinine mentholée, le voyage en mer ou sur les littoraux (ces dernières prescriptions sont habituellement assez pratiques, les tributaires de l'*hay fever* étant volontiers des personnes désœuvrées et riches).

J'engage tous les prédisposés au coryza récidivant à se méfier des fleurs, des poudres parfumées, extraits pour le mouchoir et autres préparations odorantes, dont on use et abuse dans la toilette : rien n'excite les filets nerveux, rien ne provoque le spasme sternutatoire comme ces agréables effluves. J'ai même observé que les parfums naturels de la fleur sont parfois plus offensifs, dans cet ordre d'idées, que les parfums synthétiques, dont la chimie allemande a inondé notre industrie des cosmétiques : c'est donc un bon point en faveur de la chimie (une fois n'est pas coutume).

Comment supprimer l'éternuement? Il existe bien une petite manœuvre, fort simple, qui permet d'obtenir ce résultat. A chaque menace, c'est-à-dire dès le moment où l'on perçoit le chatouillement annonciateur, il faut appuyer largement l'index, pendant quelques secondes, sur le côté de la racine du nez qui est le siège de la démangeaison. L'éternuement ne se produit pas.

Lorsque le coryza passe à l'état chronique, le nez est bouché, obstrué, alternativement de l'une ou de l'autre narine. L'obstruction est plus marquée par les temps de froid humide et davantage la nuit que le jour (elle est aussi plus accusée du côté où le malade se couche). La respiration nasale étant difficile, la gorge se sèche, le sommeil est troublé, la bouche mauvaise au réveil et le catarrhe descend souvent dans le larynx, sous forme d'enrouement. Les sécrétions muco-purulentes salissent, dans la journée, de nombreux mouchoirs, à moins que le malade renifle et se *mouche par la gorge*, ce qui devient bientôt un tic, une véritable obsession. Les yeux pleurent, l'ouïe devient dure.

Il faut traiter ces cas, de bonne heure, par les irrigations chaudes avec l'infusion de valériane, additionnée de glycérine, de sel marin et de sel de Vichy; faire des cautérisations galvaniques des cornets; restaurer, enfin, par tous les moyens, la perméabilité des fosses nasales. Car l'obstruction du nez entraîne l'inanition d'air, l'asphyxie progressive, l'anémie profonde, les palpitations : elle prédispose à l'asthme et à la tuberculose. Il faut donc la supprimer à tout prix.

Un simple coryza peut entraîner la perte d'odorat ou *anosmie,* par névrite du nerf olfactif. Il ne faut pas se hâter, toutefois, de proclamer l'anosmie incurable. J'en ai guéri une, qui datait déjà de plusieurs années, par le moyen des irrigations chaudes salées, suivies de douches d'acide carbonique (ces dernières, faciles à obtenir au moyen d'un siphon d'eau de seltz renversé). Je conseille aussi, dans ces cas, la galvanisation extra et intranasale, ainsi que l'emploi de la poudre suivante, à priser trois ou quatre fois par jour :

Benjoin de Siam pulvérisé....   30
Dermatol pulvérisé.............   10
Arséniate de strychnine........   0,10
Ipéca pulvérisé................   0,10
Vanilline   0,10

Le coryza *chronique* entraîne, assez fréquemment, l'*ozène* ou *punaisie*, terrible disgrâce pour le beau sexe, véritable croix du malade et du médecin. Les lavages à l'eau salée, la toilette des narines à la vaseline phéniquée, les cautérisations de la muqueuse, son massage vibratoire et son électrolyse seront mis en œuvre, avec énergie, pour modifier la nutrition locale des tissus et des cellules et obtenir une action microbicide aussi complète que possible. Il va sans dire que la chloroanémie et le lymphatisme, qui servent fréquemment de support à l'ozène, chez la femme, seront modifiés, parallèlement, par un traitement général (iode, phosphore, arsenic, fer, manganèse, etc.).

Hygiène du Nez et de la Gorge

Une vieille plaisanterie dirigée contre la médecine consiste à dire que tout ce que nous pouvons faire contre le rhume de cerveau, c'est de l'appeler *coryza*. En réalité, le catarrhe du nez peut être parfaitement enrayé par la médication suivante :

Dès les premiers picotements, on badigeonne l'intérieur des fosses nasales avec le mélange suivant : 10 grammes de teinture de myrrhe, 5 d'extrait fluide de belladone et 50 centigrammes de cocaïne. Ce badigeonnage est répété toutes les trois heures. Toutes les trois heures également, on prend 10 gouttes d'alcoolature d'aconit dans un peu de tisane très chaude de violettes.

Il est exceptionnel que le coryza n'avorte pas dans les vingt-quatre heures par ce traitement.

Lorsque le mal est installé, on l'atténue notablement et on évite le rhume de poitrine, en combattant l'obstruction des fosses nasales. Pour cela, il faut continuer l'aconit à l'intérieur et renifler, toutes les deux heures, par chaque fosse nasale, gros comme un pois du mélange :

Lanoline 30
Eau de laurier-cerise............ 15
Soufre précipité par voie humide.. 8
Adrénaline au millième........... 15 gouttes

(Pour une pommade.)

Cette dernière formule s'applique aussi aux nombreux malades affligés de coryza à répétition, par suite d'anomalies des cornets du nez.

Ils éviteront, par ce traitement assidu, des interventions chirurgicales rarement agréables.

Bien des personnes ont la gorge très sensible et sentent leurs amygdales s'enflammer au moindre coup de froid (principalement les femmes à certaines époques). S'il y a tendance aux abcès amygdaliens, on devra conseiller l'emploi de la levure sèche de bière, à la dose de 4 à 5 cachets d'un gramme dans les vingt-quatre heures. Quelques badigeonnages avec un mélange de glycérine et de perborate de soude, quelques chauds gargarismes avec l'infusion de coca auront aussi une bonne action préventive. S'il y a embarras gastrique marqué, on ne craindra pas de faire vomir (au moyen de 2 grammes d'ipéca), et l'on donnera même un purgatif salin le lendemain du vomitif. Ce nettoyage des toxines évite bien des complications rhumatismales et infectieuses.

L'élément spasmodique des angines est fort bien combattu par une compresse d'alcool camphré placée au devant du cou et recouverte de taffetas gommé. Chez les rhumatisants, l'inflammation de la gorge disparaît promptement (même lorsqu'il existe d'anciennes granulations) en employant les gargarismes fréquemment répétés avec : 500 gr. d'eau de Vichy chaude, 15 grammes de salicylate de soude, 5 grammes de résorcine et 60 de sirop d'opium. (Mélangez.)

Rien n'est plus désagréable, surtout chez les personnes qui se livrent au chant, que ces congestions du larynx, si fréquentes aux changements de saison : mouvements fluxionnaires du sang, fertiles en altérations graves pour le délicat mécanisme qu'est l'organe vocal. Sous prétexte qu'il ne s'agit que d'un état passager, on a le tort de traiter par le mépris les sensations de gêne, de sécheresse, les picotements, chatouillements ou cuissons, accompagnés souvent de toux sèche (*hem* répétés), tous symptômes annonçant l'état congestif du larynx. Si ces fluxions de la muqueuse se répètent (ce qui arive fréquemment, surtout chez les chanteurs surmenés par un travail exagéré), la voix perdra, peu à peu, son ampleur, sa sonorité, sa limpidité; l'émission des tonalités élevées deviendra difficultueuse et l'organe *se déclassera* graduellement, perdant à la fois souplesse et justesse. Il faut savoir veiller sur le trésor vocal.

Dès qu'il y a des tendances à l'enrouement, il importe de décongestionner l'appareil phonateur par des gargarismes astringents (principalement le sulfophénate de zinc au centième), par des pulvérisations d'eau de goudron très chaude, des bains de pied sinapisés, des bains généraux additionnés de sulfure de potassium et de sel ammoniac. Ce traitement, fort simple, en somme, appliqué avec promptitude et énergie, rétablit l'intégrité de la voix et possède sur le larynx une action tonique à longue échéance, qui confère à l'organe une nouvelle vigueur, un plus grand pouvoir de résistance à la fatigue. Les mucosités visqueuses, la raucité vocale, les « chats » et les « couacs » et tout ce qui voile la voix ou compromet sa pureté, disparaissent par ces moyens décongestifs et béchiques par excellence.

Ce qui est fort curieux, c'est que l'altération de la voix n'est nullement en rapport, comme intensité, avec la gravité des affections du larynx. La simple congestion de la gorge, ou bien la laryngite sèche (affections sans gravité), sont cependant absolument néfastes à l'émission vocale. Les vibrations des cordes vocales se faisant mal, le chant devient terne, inconsistant, *en roulette* (suivant l'argot des chanteurs). Il se fait des trous dans la voix, qui devient parfois *bitonale* ou *en crécelle*, dès que les cordes vocales ne vibrent plus à l'unisson. Ces désastres possibles nous prouvent qu'il ne faut jamais négliger les soins de la gorge; reposer la voix, dès qu'elle est tant soit peu *couverte* et ne jamais, surtout, chanter *sur un rhume.*

Les chanteurs doivent aussi avoir grand soin de leur pharynx nasal et faire des lavages fréquents avec de l'eau chaude faiblement sulfureuse : c'est là un bon moyen d'éviter les granulations et de conserver très longtemps l'intégrité de la phonation. Enfin, rappelons que, si la voix s'améliore par l'exercice méthodique, elle se détériore aussi par le surmenage et perd assez facilement son ampleur et sa pureté. C'est surtout à la bonne gymnastique respiratoire et à l'antisepsie parfaite du pharynx et de l'arrière-nez qu'il appartient de préserver l'organe vocal, en évitant les laryngites et les dysphonies qui en dérivent. C'est surtout pour le larynx qu'a été fait le proverbe anglais : « Une once de prévention vaut mieux qu'une livre de traitement. »

Pour bien chanter, pour conserver longtemps l'intégrité d'une voix bien posée et bien timbrée, il faut, d'abord, une bonne hygiène générale, et, ensuite, une bonne gymnastique respiratoire. La voix est un trésor fragile, que l'on conserve seulement en veillant sur lui avec un soin jaloux. Tout surmenage, quel qu'il soit, est la mort de la voix. Le chanteur doit faire de fréquents et longs séjours au grand air, afin de contrebalancer, ainsi, les funestes effets de l'atmosphère confinée, poussiéreuse et irritante des salles de spectacle et de soirées, sur son larynx. Disons, en passant, que la chanteuse se méfiera des parfums et des essences (et même des fleurs naturelles odorantes), aussi dangereuses pour la voix que l'horrible fumée de tabac elle-même.

Vous savez toutes, chères lectrices, combien est complexe l'appareil producteur du chant. Ne comprend-il pas trois parties bien distinctes? L'organe *phonateur,* c'est-à-dire le larynx, producteur du son; les organes *amplificateurs* (poumon, pharynx, arrière-nez) qui le fait résonner; les organes *vocalisateurs* (palais, dents, lèvres et surtout langue) qui le transforment et lui donnent son timbre et sa couleur. Assurément, la vibration et la résonnance sont quelque chose, mais la vocalisation *est tout*, dans le chant; c'est elle qui nous fournit l'expression émotive, les cordes vocales ne représentant guère qu'un instrument, capable (en dépit de sa puissance et de sa justesse) de distiller l'ennui et la somnolence dans un auditoire qu'il importe de charmer.

Tous les exercices (et ils sont légion) susceptibles d'accroître l'amplitude respiratoire, sont précieux pour le rythme et pour les nuances du son. Pour bien chanter, il faut, lorsqu'on est au grand air, fermer hermétiquement la bouche et s'habituer à respirer toujours par le nez. Il ne faut jamais se serrer la taille ni le cou. Pour éviter le chevrotement, on s'efforcera d'immobiliser le plus possible le larynx. Il faut aussi effectuer des inspirations aussi profondes que possible : ce sont provisions d'air, que le soufflet de l'orgue thoracique ne laisse échapper que graduellement, pour permettre au chanteur de *filer le son* avec le maximum d'économie dans son effort vocal.

On évitera les sons gutturaux pendant le chant, en ouvrant le plus possible la bouche et aplatissant la langue. Il faut, d'abord, s'habituer à articuler nettement toutes les syllabes, en les martelant presque. Ce n'est que plus tard que l'on s'occupera de phraser intelligemment les morceaux, tout en observant les registres les plus homogènes, avec l'accentuation la plus expressive.

Lorsque la voix semble touchée dans son agilité (et surtout si le *médium* est pris), il faudra toujours suspecter la tuberculose au début et la soigner en conséquence. S'il ne s'agit, au contraire, que de *chats*, de *graillons* (excusez cet argot de théâtre), ce ne sont que des troubles de netteté ou de résonnance, impliquant seulement un état congestif, ou, tout au plus, un catarrhe naso-pharyngien.

Les poussées congestives, chez les chanteurs, se préviennent en usant de toutes les précautions possibles contre le froid, la poussière, l'alcool et le tabac; en pratiquant des ablutions froides habituelles sur le cou et sur la poitrine, afin de cuirasser la susceptibilité de ces régions, limitrophes du larynx; en se gargarisant, matin et soir, avec de l'eau bouillie chaude salée à 10 pour 1000. Quant à la guérison, elle s'obtient assez vite, par le moyen des pédiluves sinapisés, des cataplasmes très chauds appliqués au devant du cou et des *inhalations* avec un mélange ainsi composé :

Teinture de benjoin.............. 80
—   d'eucalyptus 60
Terpinol 10
Menthol 5

M.

à la dose d'une cuillerée à café pour une tasse d'eau maintenue bouillante. En cas de *chronicité*, les badigeonnages iodés de la gorge, les pulvérisations de sulfophénate de zinc au centième et surtout les cures d'eaux sulfureuses et arsenicales rendront les plus utiles services. Ces dernières ne sont, évidemment, applicables que pendant la belle saison.

La crampe des chanteurs et des orateurs, si bien étudiée par feu Mandl, se traduit par une brusque sensation d'ambarras et de plénitude de la gorge, une voix discordante, voilée ou éteinte. Cet état réclame un absolu silence de quelques jours, avec applications de compresses d'alcool camphré (additionné d'un dixième de chloroforme) au devant du cou; si la crampe résiste, on a recours au massage vibratoire et aux électrisations de la région laryngée. Cette sorte de contracture d'inhibition est, d'ailleurs, plus fréquente chez les ténors et ches les *soprani,* que chez les basses et les *contralti.* Disons, en passant, à ce propos, que c'est une vaste erreur de regarder la voix de ténor comme une sorte de voix morbide, exigeant peu de virilité ou d'énergie.

Le ténor ayant les cordes vocales plus courtes, il lui faut, au contraire, beaucoup plus de vigueur pour arriver à les tendre utilement.

Pour éviter l'enrouement, je conseille, tout bêtement, de se garder de soutenir trop longtemps le mode aigu. Il faut se garder aussi de chanter avant complète digestion. L'alimentation de la chanteuse doit être fréquente et très *légère*, comme elle. Il faut savoir surtout se mettre en garde contre les aliments secs, salés ou épicés, qui dessèchent et irritent le gosier en lui subtilisant toute sa salive utile; contre les boissons glacées, qui congestionnent le larynx; enfin, contre l'abus du café, du thé, de l'alcool et du champagne, faux amis ne donnant qu'énergie transitoire, suivie de l'inévitable dépression de l'organe ainsi excité par artifice.

Principales Eruptions cutanées :
L'Acné et l'Eczéma

« Elles seraient mieux placées au talon qu'au visage », disait une célèbre coquette en parlant des rides. On peut en dire autant de la plupart des éruptions, qui choisissent, hélas! la face comme terrain de prédilection pour éclore et fleurir. La finesse des tissus de cette région, sa grande vascularité, les irrégularités de sa surface, sa riche innervation, son exposition permanente à tous les agents extérieurs d'irritation, confèrent à la peau du visage une moindre résistance aux éruptions diverses : chacun peut aisément le constater.

La plupart des éruptions faciales sont précédées d'une période congestive, surtout chez la femme, et peuvent être parfaitement enrayées, à cette période, par des soins généraux appropriés. Ces soins s'adressent à l'intestin, à l'estomac, au sang, au système nerveux. Les laxatifs et les lavements, la diminution de l'alimentation, la suppression des aliments gras et excitants, des sauces, du vin, des condiments et stimulants, des conserves, gibiers, charcuteries, gros poissons de mer, fromages fermentés, etc., tous grands producteurs de ferments morbides et de toxines, s'imposent, d'abord, dans le traitement. La physiologie du sang et du système nerveux sera régularisée par le moyen des pilules suivantes, prises à la dose d'une ou deux (suivant les cas) à chaque repas :

```
Extrait de valériane............  0,18
   —     de viburnum............  0,04
   —     d'hydrastis ...........  0,02
   —     d'ergot de seigle.......  0,01
(pour une pilule).
```

M.

On fait disparaître la congestion locale par les lavages d'eau de roses ou de mélilot bien chaude : immédiatement après, on poudre légèrement avec un mélange de talc, lycopode, oxyde de zinc, sous-chlorure de bismuth, en proportions variées suivant les cas. Lorsqu'il y a développement de boutons ou de croûtes, on pratique, plusieurs fois par jour, des pulvérisations tièdes avec la décoction de racine d'aunée, additionnée d'un peu de benzoate de soude du benjoin. Lorsque la peau se sèche et se desquame, on a recours, matin et soir, à des onctions avec le glycérolé d'amidon additionné de 1 pour 10 de résorcine et de baume du Pérou. Telles sont les formules généralement les plus profitables, lorsqu'il s'agit de dermatoses superficielles. On éloigne ainsi les tuméfactions, rougeurs, cuissons, vésicules, pustules, indurations et lamelles, qui enlaidissent tant de charmants visages. Le tout est d'agir à temps, de pourchasser la lésion initiale, en s'adressant, à la fois, à la nutrition et à la peau, par un bon traitement général et local.

Il est nécessaire aussi, parfois, d'agir sur l'ensemble des téguments, par de grands bains, utiles surtout si l'épiderme est sec et a besoin d'un décapage fréquent : on ajoute au bain tiède de la gélatine dissoute, de la glycérine, des sels de potasse, de soude ou d'ammoniaque, en proportions variables. Chez les jeunes personnes, l'emploi de l'huile de foie de morue pendant l'hiver, de l'iode et de l'arsenic pendant l'été, favorisent puissamment le fonctionnement harmonique de la peau et éloignent les éruptions disgracieuses. Mais il faut toujours, dans les ordonnances, avoir soin de respecter le tube digestif : étant données les relations intimes qui existent entre la peau et la muqueuse gastro-intestinale, redoutons les éruptions *médicamenteuses,* reflets visibles de l'irritation viscérale.

Chez certaines femmes, aux moments des époques, le nez se tuméfie et rougit facilement: parfois même, cet organe facial subit un changement de forme assez notable, en vertu des phénomènes de congestion qui rattachent le nez au petit-bassin. Les bains de pieds sinapisés, l'extrait fluide de séneçon (cuiller à café aux repas) et, localement, l'emploi d'une pommade à la cocaïne (1 gramme pour 40 de cold-cream bien frais) combattront, avec succès, ce petit inconvénient, dont la répétition peut être le point de départ de la couperose, si redoutée **des** coquettes. Les attouchements de la **muqueuse** nasale avec la cocaïne sont, en **retour,** précieux contre la dysménorrhée (règles difficiles).

Ce sont l'acné et l'eczéma qui représentent les éruptions le plus récidivantes. Les bains sont très utiles ici comme moyen général préventif; aux acnéiques, je recommande le bain sulfureux salé, dont l'odeur s'agrémente par l'addition de teinture de benjoin; aux eczémateux, le bain alcalino-amidonné, rendu plus actif par la glycérine (en cas de démangeaison, on préférera le bain alcalin *gélatineux*).

Vous savez que l'acné consiste en une éruption de boutons (*papules* qui évoluent vite en *pustules*), de grosseur variable, ressemblant à de petits clous et affectant surtout le front, le menton, les ailes du nez, les épaules et la poitrine. Une pression un peu forte sur les boutons donne issue à une sécrétion crémeuse épaisse, vermiculée (ressemblant à un ver). L'acné fait souvent le désespoir des jeunes filles. Elles s'ingénient à essayer contre elle toutes les lotions, poudres et pommades de la création, alors qu'elles feraient mieux de veiller attentivement sur leur estomac, leur intestin et leur bas-ventre, Seul, en effet, le traitement général peut maîtriser les poussées. Supprimez surtout tout ce qui surcharge l'estomac, les repas trop abondants ou trop rapprochés, les stations chez le pâtissier, les aliments capables de fermenter et de fournir des toxines ou des acides gras (graisses, bouillons, fritures, ragoûts, sauces, cervelles, crustacés, mollusques, poissons à chair colorée, conserves, viandes fortes, ail, oignon, épices, choux, beurre et fromages, etc.). Les peaux huileuses et les cheveux gras désignent le terrain propice aux semailles de l'acné : tout écart de régime, toute occasion débilitante entraînent une poussée presque fatale sur ces téguments prédisposés.

L'acné doit être traitée *à fond,* sous peine de s'éterniser et de dégénérer en couperose, par le développement de lacis capillaires variqueux, qui donnent bientôt au nez et aux joues un aspect rouge et luisant, véritable *remedio d'amore*... Pour soigner l'acné, il faut, d'abord, faire, matin et soir, la toilette de la peau par l'eau chaude et le savon soufré. La peau étant sèche, on applique, sur les boutons, la préparation suivante, qu'on laisse un quart d'heure environ :

Beurre de cacao............	30
Résorcine	
Thymol	0,50
Acide salicylique..........	de chaque

(Mêlez.)

Ce traitement exfoliateur, plus ou moins profond, suivant la nature de la peau, a besoin d'être renouvelé trois fois par jour.

On évitera tout frottement local par les vêtements; on épilera, s'il y a lieu, la région; on s'abstiendra, à l'intérieur, des préparations d'iode, brome et arsenic, en se bornant à assurer la liberté de l'intestin, préférablement par l'emploi du soufre en électuaire ou des sulfates alcalins.

Contre les rougeurs ou cicatrices que laissent parfois les boutons, j'emploie le badigeon au baume de Commandeur, suivi de poudrage au perborate de zinc, les effluves ozonisés et les rayons violets (actinothérapie).

Les *points noirs* représentent une variété

non inflammatoire, mais pourtant rebelle, de l'acné, très commune chez les filles lymphatiques à pores béants, à peau huileuse, mal réglées, constipées et souffrant de fermentations viscérales. Rien n'entretient les points noirs comme les repas irréguliers et échauffants, la trop grande amitié pour les stimulants et condiments, la négligence des fonctions alvines. De fréquents savonnages à chaud, suivis de frictions avec parties égales d'eau de rose, éther acétique et liqueur de Van Swieten, tel est le traitement local.

Les *acnés* siègent volontiers à la face et sont surtout rebelles dans leur forme ponctuée (points noirs). Le mauvais fonctionnement de l'estomac, de l'intestin et de la matrice, l'abus des bromures, des iodures et des ferrugineux prédisposent, incontestablement, à ces éruptions, qui affectionnent préférablement les peaux grasses et congestives. Chez les jeunes filles constipées et dont la formation est difficile, le visage revêt, parfois, un aspect luisant et comme encaustiqué et l'on voit bientôt apparaître, au front, aux ailes du nez, au menton, de petites pustules auréolées de rouge et accompagnées de points noirâtres (conduits excréteurs des glandes sébacées, dont l'orifice est oblitéré).

Il faut, pour chasser l'acné, soigner d'abord,

attentivement, le tube digestif, ventre et bas-ventre; bannir tout régime condimenté, échauffant et fermentescible. Localement, on lotionnera le visage avec de l'eau chaude additionnée de benzoate et d'hyposulfite de soude; puis, l'on badigeonnera boutons et points noirs, avec:

Alcool camphré, 60 parties; teinture de benjoin, 50; teinture de savon, 40; liqueur d'Hoffmann, 30; soufre précipité, 5; résorcine, 2. Mêlez.

L'évacuation des pustules et des tannes (petits kystes sébacés) se fera aisément par la pression des doigts. S'il y a des indurations, il sera nécessaire de les inciser, afin d'éviter au visage l'aspect d'une peau de chagrin.

L'acné du menton réclame, presque toujours, l'usage interne des modificateurs utérins : apiol, viburnum, séneçon, hydrastis, ergot, etc. Localement, il est souvent nécessaire de scarifier ou de cautériser légèrement: l'emploi des rayons X a donné aussi de très bons résultats. Apanage de la jeunesse, l'éruption acnéique plonge dans l'affliction (et même dans le désespoir) nombre d'adolescentes, qui se voient forcées de renoncer *à plaire*, c'est-à-dire de manquer leur destinée. Disons ici que, si certains traitements locaux anodins sont parfois décevants, la guérison est absolument certaine, lorsqu'on fait intervenir un régime et une médication générale appropriée aux acnéiques.

Quant à la couperose et à la rougeur du nez, on les guérit, au premier degré, par les badigeonnages de soufre benziné (10 pour 100) et les effluves de haute fréquence. Mais, dès que se dessinent les arborisations variqueuses des vaisseaux capillaires, le traitement de choix est l'électro-puncture des vaisseaux. Cette méthode (analogue à celle qu'on emploie pour l'épilation scientifique radicale) est très supérieure à l'ancienne scarification, qui laisse des cicatrices quadrillées blanchâtres et n'empêche pas toujours la récidive de la couperose.

L'exagération des sécrétions grasses de la peau communique à certaines régions du visage un aspect luisant et huileux : le nez et le front sont surtout atteints. La sécrétion fixe les poussières atmosphériques et donne au visage habituellement un aspect sale. Les orifices des glandes sébacées s'obstruant, la peau, ensuite, se parsème, peu à peu, de points noirs, qui commencent habituellement aux ailes du nez. Il survient alors des poussées *acnéiques,* petits boutons rouges, acuminés en blanc, ressemblant à des clous en miniature. A la première période de cet état *séborrhéique* de la peau, on fera, avec succès, des lotions chaudes avec la tisane de saponaire concentrée, trois fois par jour : après chaque lotion, on passera, sur les régions atteintes, un mélange, par parties égales, d'eau de laurier-cerise, liqueur d'Hoffmann et jus de citron frais. Pendant la nuit, je conseille un léger nuage de poudre absorbante : farine de sarrasin finement blutée, additionnée d'un dixième de salicylate de magnésie, par exemple. Excellente formule de dégraissage.

L'eau chaude modifie la nutrition de la peau, active sa circulation, favorise ses échanges intra-cellulaires. Elle désinfiltre les glandes de leurs déchets, suractive leurs conduits excréteurs, neutralise et chasse les germes infectants, qui sont volontiers tapis dans les anfractuosités. Mais il faut, comme lotion, de l'eau à 50°-55° centigrades, et souvent la lotion simple ne suffit pas, on doit la prolonger plusieurs minutes, ou bien appliquer, sur les points à modifier des compresses interchangeables de tarlatane ou d'ouate hydrophile, pendant 5 à 10 minutes, en les changeant toutes les minutes. Ainsi l'on peut obtenir une détersion suffisante et modifier, d'une manière durable, l'action vaso-motrice.

Et cela est fort important : car la complication la plus redoutable de l'acné, c'est la *couperose*, avec ses dilatations de vaisseaux, curables seulement par l'électro-puncture. Il s'agit donc d'arrêter la couperose au début, de l'empêcher de défigurer, par ses lacis congestifs et par ses poussées récidivantes, surtout les jeunes femmes émotives et impressionnables. On décongestionne fort bien le visage par la douche froide de pieds quotidienne, le port d'un corset élastique et de cols très larges, la suppression de l'automobilisme et de la voiture découverte, l'usage estival d'ombrelle et de voilettes mauves ou violettes, le chant, enfin, qui est la meilleure gymnastique respiratoire. On soignera aussi l'estomac et l'intestin, très souvent atteints; parfois plutôt l'*utérus*, surtout (on ignore pourquoi) lorsque l'acné siège au menton et principalement chez les jeunes personnes.

Le massage de la face, pratiqué suivant la direction des vaisseaux et des conduits glandulaires, de la ligne médiane du visage à l'extérieur, une vingtaine de minutes, chaque soir, au lit, peut être recommandé avec succès aux acnéiques. On commence par des effleurages et l'on termine par une certaine expression de la peau : après quelques semaines, on voit les points noirs disparaître et les pores élargis se rétrécir graduellement. Je conseille, pour ce massage spécial, un cold-cream frais additionné d'hyposulfite d'ammoniaque, 2 pour 100 : on se sert simultanément de la pulpe de l'index, du pouce et du médius. Le massage étant terminé, on poudre la peau avec un mélange de lycopode et d'oxyde de zinc porphyrisé (ou mieux de perborate).

En cas d'induration de la peau, la scarification superficielle abrège beaucoup la durée des traitements. On peut aussi faire un badigeonnage local, très léger, avec la teinture d'hydrastis additionnée de 3 pour 100 d'acide salicylique. En cas d'écailles ou de squames sur le visage, je conseille l'emploi du glycérolé d'amidon, additionné de borate de lithine, résorcine et huile de bouleau blanc. Lorsque les poussées d'acné sont violentes et rebelles, je me suis bien trouvé d'un badigeonnage avec 60 grammes de solution alcoolique concentrée de savon médicinal et 2 de monosulfure de sodium. J'emploie aussi cette formule pour faire avorter les poussées furonculeuses. Le soufre colloïdal ou sulfidal, qui a l'avantage d'une pénétration plus profonde, m'a donné également de bons résultats, incorporé à la dose de 12 pour 100 au glycérolé d'amidon additionné de 5 pour 100 de teinture de benjoin et de 1 pour 100 de teinture de néroli : c'est un excellent modificateur de la séborrhée, même du cuir chevelu, si rebelle à toutes les médications. Enfin, dans les cas anciens, on devra avoir recours aux effluves de haute fréquence et aux rayons de Rœntgen, prudemment maniés. L'avantage de ces derniers traitements est d'éviter les cicatrices, forcément produites par certains moyens chirurgicaux et même de rendre moins visibles les traces d'anciennes éruptions acnéiques, rongeuses du derme, dans bien des cas.

Chez les jeunes filles séborrhéiques et acnéiques, il faut toujours instituer, parallèlement, un régime alimentaire sévère et éliminer de la table quotidienne tous les mets qui ne sont pas de première fraîcheur. On exigera la régularité des repas, une mastication très longue, la suppression du thé, café, vin pur, des épices, conserves, graisses, charcuterie, gibier, poissons de mer, mollusques, crustacés, fromages fermentés, bouillon gras et extraits de viande, pâtisseries lourdes, choux, oseille, etc. On prescrira un lavement chaud journalier avec l'infusion de camomille, des frictions d'alcool camphré, matin et soir, sur tout le corps, des bains sulfureux et salés, un exercice actif en plein air (s'il n'y a pas trop de tendances congestives).

Dans certains cas d'acné pustuleuse, l'emploi de la levure de bière et des ferments lactiques, comme médication interne, est suivi d'excellents résultats, surtout lorsqu'il y a coïncidence de troubles gastro - intestinaux.

Car ces médications agissent surtout à la faveur de la désinfection viscérale : elles suppriment les fermentations nocives et, par leur action excito-motrice, opèrent une salutaire dérivation. Ces traitements ont enfin le grand avantage d'empêcher les poussées furonculeuses, si fréquentes chez les acnéiques. Pour les arrêter dans leur évolution, lorsqu'elles existent, je ne connais qu'un moyen vraiment efficace : la pulvérisation prolongée, à l'aide d'un gros pulvérisateur à vapeur. Pour un demi-litre d'eau bouillie chaude, on met une cuillerée à soupe du mélange suivant :

Alcool camphré...............	100
Teinture d'arnica...............	80
Résorcine	10
Acide phénique neigeux.........	6
Menthol	4

(En pulvérisation de 20 minutes toutes les 2 heures.)

M.

L'eczéma consiste en rougeurs irritantes et prurigineuses, avec vésicules, qui, d'abord humides et suintantes, se dessèchent et s'écaillent par la suite, en laissant un derme épais et parcheminé. Ici encore, les topiques seuls ne procurent qu'un soulagement fugace.

Il faut traiter la constitution générale, activer la nutrition, combattre l'arthritisme et l'herpétisme. On adoptera un régime faiblement carné, riche en lait et en légumes frais; on supprimera épices, poissons, coquillages, mollusques, charcuterie, conserves, boissons fermentées et distillées. La mise en bon état du tube digestif a sur l'éruption une influence souvent décisive : les alcalins, les amers, les laxatifs sont parfois indispensables. Méfions-nous de l'iode, qui aggrave volontiers l'épaississement et les pigmentations de la peau : on ne doit en user qu'à doses faibles et peu prolongées. 2 grammes de chlorure de calcium dans une tasse de lait, tous les jours, abrègent les poussées et les rendent bénignes par la suite.

Ce n'est qu'à la période chronique de l'eczéma qu'il faut employer les pommades stimulantes et substitutives. Tant que la phase est aiguë (rougeurs, vésicules), je me borne aux pulvérisations tièdes répétées avec l'eau phéniquée au centième; aux compresses émollientes; aux poudres adoucissantes et tempérantes, qui calment l'éruption et en réduisent les ardeurs pénibles.

Il faut se garder d'exaspérer les éruptions au moyen des applications irritantes, trop souvent conseillées par l'empirisme. Toute surface rouge, suintant un liquide citrin et poisseux, reposant sur un derme gercé, fissuré ou excorié, réclame, comme traitement, les enveloppements humides, les pulvérisations, les cataplasmes. Lorsque l'inflammation s'apaise, un peu de poudre de talc boriqué ou de pâte à l'oxyde de zinc favoriseront la cicatrisation. Lorsque le revêtement épidermique se craquèle et s'exfolie en minces écailles, il importe d'aider alors sa régénération par des pommades actives et pénétrantes, véhiculant des modificateurs énergiques : soufre, goudron, huile de cade, acides phénique, tannique et tartrique. Telle est, en résumé, la conduite à tenir en présence d'une éruption eczémateuse. Accessoirement, il faut aussi remédier aux démangeaisons, aux indurations, aux pigmentations de la peau. N'oublions pas que l'eczéma le plus grave est celui qui se complique des lésions du grattage et faisons tout pour empêcher le sujet de se gratter. Ce n'est pas toujours facile.

Que faut-il penser de l'arsenic dans la cure de l'eczéma ? En général, le médicament est excellent quand l'éruption est sur son déclin: dans les premières périodes, au contraire, l'arsenic peut provoquer de désagréables poussées aiguës. Les préparations arsenicales auxquelles je donne la préférence sont, suivant les cas, l'arséniate de soude, d'ammoniaque de fer ou de strychnine. Je m'étendrai, d'ailleurs, sur l'arsenic dans ma vingt-deuxième causerie.

L'eczéma du cuir chevelu et des sourcils se guérit, habituellement, par un mélange de cold-cream, calomel, huile de cade et camphre, en applications, matin et soir. L'eczéma des paupières réclame, trois fois par jour, des compresses d'eau boratée et, le soir, des onctions avec une pommade au précipité blanc et au baume du Pérou. Contre l'eczéma des lèvres, je préconise un mélange de beurre de cacao, glycérine et salicylate de bismuth. Pour l'eczéma du conduit de l'oreille, des injections à faible pression avec l'eau oxygénée tiède à dix volumes. Pour les paumes des mains et les plantes des pieds, on préférera les emplâtres d'oxyde de zinc, d'huile de cade et quelquefois l'emplâtre rouge, au minium et au cinabre. L'eczéma de certaines régions secrètes doit toujours faire suspecter le diabète, lorsqu'il s'agit, surtout, d'une personne ayant dépassé la quarantaine : si l'analyse décèle la présence du sucre dans les urines, un régime alimentaire approprié et quelques alcalins pris à l'intérieur suffisent souvent alors pour triompher d'un eczéma qui s'était montré rebelle aux traitements externes les plus variés et les plus rationnels.

Aux membres inférieurs, c'est, habituellement, l'état variqueux qui crée et entretient les éruptions, caractérisées par une couleur rouge foncé et une infiltration profonde des téguments. Après plusieurs jours d'application de compresses boriquées pendant la nuit et de poudrage pendant le jour (trois parties d'oxyde de zinc pour une de calomel), je conseille de faire une carapace avec l'emplâtre de goudron découpé en bandelettes, que l'on imbrique. Ce pansement ayant été maintenu quatre jours, on nettoie la peau à l'essence de térébenthine et l'on recommence les compresses, le poudrage et l'emplâtre, jusqu'à complète guérison.

Les piqûres d'insectes provoquent parfois, sur les peaux susceptibles, des poussées d'eczéma assez violentes. Il est bon de savoir traiter ces piqûres, si désagréables, au surplus, par les démangeaisons qu'elles occasionnent. Voici ma formule préférée :

Eau de laurier-cerise.............. 20
Alcool camphré................... 12
Teinture de myrrhe.............. 10
Formaldéhyde 5
Essence de géranium............. 3

M. (agitez).

en badigeonnages répétés, s'il y a lieu.

Voici quelques formules utiles à vulgariser contre l'eczéma :

Enveloppement avec tarlatane imbibée d'une solution d'antipyrine à 25 p. 100 d'eau de laurier-cerise. Onctions avec une pommade composée de 45 grammes de glycérolé d'amidon, 2 de tanin et 2 de calomel (calme très bien les démangeaisons). Voici la formule d'une pâte imitant le coloris de la peau pour applications topiques dans les cas d'eczéma des mains et des doigts (Unna de Hambourg) :

Poudre de riz.............	10	parties
Litharge .... }	ââ 30,3	—
Glycérine .... }		
Vinaigre	60	—

M. et réduire par la coction à 80 parties.

L'auteur conseille, depuis de longues années, pour traiter les dermatoses siégeant sur la face et qui font souvent le désespoir des patients, une préparation appelée par lui : *pulvis culicolor*. Grâce à son emploi, l'affection cutanée peut passer inaperçue, ce qui assure la persévérance des malades. Ces derniers abandonnent, en effet, bien vite tout traitement des dermatoses exposées à la vue, si les topiques sont facilement visibles. Voici la formule d'Unna :

Oxyde de zinc..................... 2
Carbonate de magnésie........... 2
Bol blanc...................... 3
Bol rouge...................... 2
Fécule de riz................... 10

Cette préparation rend aussi des services dans l'eczéma séborrhéique du visage, l'acné rosacée et l'hyperhidrose huileuse.

Il ne faudrait pas croire que cette formule soit la seule possible : plusieurs mélanges de blanc, de rouge ou de jaune ou brun peuvent être étudiés à cet égard.

La *calamine* imite aussi très bien la couleur de la peau et c'est, en même temps, un excellent topique contre l'eczéma.

DIX-HUITIÈME CAUSERIE

Les Dartres sèches

Le type des dartres sèches est le *psoriasis,* éruption rebelle, par excellence, aux traitements les mieux combinés. Ce sont des taches écailleuses rouges et circonscrites. Si l'on gratte légèrement ces taches, l'épiderme friable et comme micacé blanchit à la manière d'une tache de bougie; si l'on enlève, enfin, cette couche squameuse, on fait apparaître un piqueté hémorragique et comme une rosée sanglante. Voilà un signalement caractéristique.

Les coudes, les genoux, le cuir chevelu, les lombes constituent les lieux d'élection du psoriasis, qui se manifeste aussi à la paume des mains et à la plante des pieds, aux ongles, etc. Le mal débute ordinairement dans l'enfance ou la jeunesse, et réclame des soins pendant toute la vie, en dépit d'une guérison apparente possible. Les applications d'huile de cade, d'acide pyrogallique ou chrysophanique, sont utiles contre le psoriasis : mais elles doivent toujours être précédées d'un décapage de la peau, assuré par des bains tièdes prolongés, alcalins ou savonneux et d'un traitement général approprié au sujet.

On éloignera du régime l'alcool, le thé, le café, le vin pur, les condiments, les épices, les coquillages et les crustacés et l'on réduira à 100 grammes par jour la viande et le poisson, en insistant beaucoup sur le régime végétal et fruitarien. A l'intérieur, le meilleur médicament est encore l'arsenic, sous forme d'arséniate de soude, à la dose de 5 milligrammes, matin et soir, dans une tasse de lait. On ajoutera 5 gouttes de teinture d'iode à chaque tasse, si le malade se plaint (ce qui est assez fréquent) d'arthrites concomitantes.

Quand le psoriasis a des tendances à s'ulcérer, ou si ses placards résistent désespérément aux traitements qui précèdent, des applications d'emplâtres à l'huile de cade ou au calomel donneront de bons résultats. S'il s'agit d'un malade gras, on essaiera sur lui les préparations de thyroïde, qui nous ont donné quelques succès, de même que les injections sous-cutanées de sels de mercure.

Lorsque la peau est très irritable, je conseille une pommade avec 30 grammes de lano-

line, 10 de perborate de zinc et 5 d'huile de
Haarlem (on peut l'étaler avec de l'eau).
L'huile de Haarlem, comme l'huile de cade, est
un goudron de genévrier : mais elle m'a sem-
blé moins irritante pour les glandes sébacées
(on sait que l'huile de cade entraîne souvent
des éruptions d'acné, ou plutôt des *folliculi-
tes*.) Il faut, d'ailleurs, toujours proportionner
les topiques à la vulnérabilité de la peau: tact
expérimental qui ne s'acquiert que par une
spécialisation de longue date.

Les arthritiques sont particulièrement prédisposés au psoriasis; surtout lorsqu'ils souffrent de troubles digestifs, d'altérations du
foie et des reins, il n'est pas rare de voir,
chez eux, se succéder les poussées du côté de
la peau. Les impressions morales, les accidents, les chutes, ne sont pas non plus sans
influence et le système nerveux joue forcément un grand rôle dans toute dermatose qui
n'est pas fonction de microbes, c'est-à-dire
d'intoxication.

Il ne faut pas confondre le psoriasis, chez
les enfants et les jeunes filles, avec l'*ichthyose*
(ou peau de poisson) qui est une sorte de difformité ou de malformation (héréditaire ou
familiale) qui occupe la presque totalité des
téguments et se caractérise par la sécheresse
de la peau et la production de squames épi-

dermiques, craquelés ou nacrés, gris - brun, ressemblant davantage aux écailles polygonales et acuminées des serpents qu'à celles des poissons. La face et les plis articulaires sont généralement indemnes : l'affection s'accuse vers deux ou trois ans et persiste jusqu'à un âge avancé, les squames se reproduisant au fur et à mesure de leur production.

On traite l'ichthyose par les onctions avec un mélange de savon *surgras* et de vaseline boriquée, appliqué le soir sur la peau. Le lendemain, on prend un bain additionné de biborate sodique, glycérine et gélatine, en proportions variables suivant l'âge et la sensibilité des tissus. Lorsque je veux obtenir un effet énergique (chez une fiancée, par exemple, qui désire acquérir, promptement, une peau unie et douce), j'ai coutume d'ajouter à ces traitements une friction avec la pommade suivante, au sortir du bain :

Glycérolé d'amidon	45
Acide salicylique	1
Huile de bouleau	4
Essence de santal	2

M.

puis un poudrage au talc légèrement mentholé. Une nourriture grasse, l'huile de foie de morue (ou l'huile d'olives, si l'estomac est intolérant), l'arsenic à l'intérieur, joints au traitement local précédent, font, en deux ou trois semaines, reprendre à la peau la plus sèche et la plus écailleuse son élasticité et sa belle apparence. Mais *ce n'est qu'un répit*, une palliation : si le traitement n'est pas continué, de temps à autre; si la peau n'est pas entretenue d'une manière persévérante, les lésions épidermiques ne tardent pas à reparaître. Car il s'agit d'une *malformation*.

Les personnes à peau sèche doivent aussi solliciter, par un exercice actif et régulier, par la marche et au besoin par la gymnastique, le massage, les bains de vapeur, les bains de lumière, etc., le bon fonctionnement des glandes cutanées. Entourée de ces précautions diverses, l'ichthyose est un mal très supportable.

Les Démangeaisons : Urticaire, etc.

Dante place, non sans raison, dans sa galerie des supplices infernaux, les démangeaisons de la peau, ce grand mal du malpropre Moyen-Age !

Les démangeaisons surviennent volontiers par paroxysmes, le soir ou la nuit et suivent, comme les rhumatismes, les variations de l'atmosphère. Les enfants, les vieillards, les femmes mûres éprouvent souvent, dès le séjour au lit, des fourmillements et picotements les incitant à la douloureuse volupté du grattage. Parfois, le prurit devient désespérant; il empêche le sommeil et trouble sérieusement l'existence : chez certaines femmes nerveuses, il suffit, le soir, de dépouiller les vêtements pour que la congestion du réseau capillaire de la peau provoque un grattage enragé des papilles tactiles. Si ces papilles sont prises par l'eczéma, le lichen, l'herpès ou l'urticaire, le prurit devient irrésistible. Et pourtant, *il faut lui résister*, sous peine d'aggravations considérables dans les dermatoses : ne pas se gratter, c'est être à moitié guéri.

Les personnes sujettes au prurit doivent corriger aussi un régime trop animalisé ; renoncer aux sauces, aux épices, au vin pur, au café, au thé et aux spiritueux. Elles stimulent le foie par les alcalins, le boldo, le fiel de bœuf, les lavements froids, le régime doux. Les antiques théories de l'âcreté du sang ne sont pas tout à fait fausses. D'autre part, on voit les troubles d'estomac et d'intestin en relation très fréquente avec le prurigo et l'urticaire. Mais c'est surtout l'insuffisance fonctionnelle du foie, la rétention des sels biliaires et pigments dans le sang, qui donnent naissance, principalement dans la vieillesse, à des crises violentes de démangeaisons, calmées uniquement par un traitement dirigé du côté de la fonction hépatique : régime sévère, prémunissant contre toute intoxication alimentaire; séjour rural, à l'altitude, si possible.

Certains prurits rebelles, accompagnés d'accès d'asthme nocturnes, chez la jeune fille, revendiquent, au contraire, le séjour à la mer. Aux amis des plantes, rappelons qu'il faut se méfier des primevères, et principalement de la *primula obconica*, dont le maniement entraîne les démangeaisons les plus rebelles, surtout si leur cause est méconnue.

Le traitement *local* du prurit se confond avec la cause qui l'a fait naître. Il faut, d'abord, rechercher et supprimer toutes les raisons locales d'irritation (malpropreté, parasitisme) ; donner les bains gélatineux et boratés, les douches tièdes en pluie, les effluves électriques, éloigner les fatigues physiques et intellectuelles ; conseiller les antispasmodiques (ceux du moins, qui ne poussent pas à la peau) ; les cures d'eaux sulfureuses, alcalines et arsenicales ; les lotions vinaigrées, phéniquées, chloratées, salicylées ; les enveloppements avec la tarlatane humide (imbibée de faibles solutions de cyanure hydrargyrique) ; appliquer aussi, dans certains cas, les emplâtres calmants et modificateurs ; parfois même, avoir recours aux cautérisations et scarifications, dans les prurits locaux rebelles à tous les topiques.

L'urticaire est peut-être l'affection de la peau affectant les rapports les plus étroits avec les troubles digestifs. Cela ne veut pas dire que ces derniers soient toujours apparents : on peut éprouver des troubles fonctionnels, assez prononcés, de l'estomac, de l'intestin et même du foie, sans pour cela, accuser aucune souffrance réelle. Mais si, en présence d'une

poussée urticarienne quelconque, le médecin
fait son enquête diagnostique, il ne tardera
pas à rencontrer, coexistantes, les anomalies
sécrétoires, la constipation, l'entérite glaireuse, l'insuffisance ou la congestion hépatique. On dit communément : l'urticaire est
fonction d'infection viscérale. Ce n'est pas
toujours exact : mais c'est une formule commode, pour nous rappeler que les lavements,
les laxatifs, les alcalins, les antifermentesci-
bles et, par dessus tout, le *régime*, constituent
le véritable traitement de l'éruption. Celle-ci
n'est, en effet, que le reflet de ce qui se passe
intérieurement.

Les démangeaisons, sensations de chaleurs
et de brûlures (analogues à celles produites
par les piqûres de l'ortie, *urtica urens*) sont
dues à une sorte d'œdème congestif réaction-
nel de la peau. Certaines toxines d'origine animale (moules, crustacés, poisson de mer, porc,
gibier, fromages) ou végétale (chou, fraise,
melon, truffe, asperge) peuvent provoquer,
chez les prédisposés, l'éruption urticarienne.
Les boissons glacées, divers médicaments
(antipyrine, iode, quinine), les émotions vives,
agissent aussi dans ce sens, surtout chez les
personnes nerveuses et arthritiques. Les lavements et les laxatifs, le lait coupé d'eaux alcalines, la tisane de chiendent ou de barbes de

maïs abrègent considérablement la durée des éruptions aiguës. Une couche de cold-cream bien frais, étalée sur les placards urticariens et saupoudrée d'oxyde de zinc ou de benzoate de bismuth apaise habituellement les démangeaisons les plus violentes.

Lorsque les éruptions se répètent ou se maintiennent à l'état chronique, il faut instituer un régime très doux, lacto-végétarien (avec peu d'œufs et de viande très fraîche) et supprimer entièrement les condiments et stimulants et les boissons alcooliques. Les bains sont, alors, plus nuisibles qu'utiles : il faut les remplacer par les lotions chaudes d'eau phéniquée au 200°, de sublimé au 1000° ou de chloral au 100° et surtout mettre les malades en garde contre toute tentation de grattage, qui exaspère toujours les poussées éruptives. On luttera contre la rétention intestinale, par le moyen de lavements huileux et des laxatifs agissant surtout sur le foie (calomel, soufre, sel de Carlsbad, fiel de bœuf, cascara, podophylle, etc.,), et capables, en régularisant le cours de la bile, d'empêcher toute stagnation des matières. C'est, en effet, l'empoisonnement digestif, c'est la fermentation putride du contenu intestinal qui constituent les grandes causes de l'urticaire..., comme, du reste, de la plupart des affections de la peau.

Si les bains sont contraires à la période de l'éruption, ils sont utiles dans les intervalles. Je conseille, d'habitude, les bains faiblement chlorurés : 500 grammes de chlorure de sodium, 200 de chlorure d'ammonium, 150 d'amidon. Après le bain, frictionner les régions prédisposées aux éruptions avec un peu d'eau de Cologne additionnée d'un quart de glycérine neutre. Lorsque les démangeaisons sont très localisées, je regarde comme important de procéder à une analyse d'urines : il n'est pas rare de découvrir, en effet, dans la présence du sucre, de l'albumine, l'acide urique en excès, la diminution de l'urée, etc., les indications impérieuses d'un traitement général particulier et d'un régime spécifique.

Les malades disposés aux démangeaisons ne doivent porter, sur la peau, que de la toile fine. Ils éviteront le contact direct de la laine, de la flanelle et même du coton, qui exaspèrent l'irritabilité des téguments. Je recommande les compresses de tarlatane humide (eau bouillie) recouvertes de taffetas gommé, pour triompher de certains prurits localisés et mettre mécaniquement obstacle au grattage. Pour le visage (dont il importe de ne pas dessécher la peau), les urticariens ne doivent employer qu'un savon bien neutre et même un savon *surgras*. L'abstention du thé et du café est bonne aussi à conseiller, surtout au sexe féminin, dont le tempérament nerveux habituel n'a aucun besoin d'être excité par ces infusions (j'incrimine particulièrement le thé, dont les mondaines font volontiers de si grands abus).

Toutes ces particularités sont utiles à connaître : car il ne suffit pas de déloger les démangeaisons, pour guérir le mal. L'urticaire peut, en effet, se déplacer et envahir les muqueuses, pour déterminer alors certaines variétés de rhumes de cerveau, d'angines et de laryngites et provoquer des quintes de toux irritantes, avec oppression souvent très vive. Certains asthmes, certaines « fièvres de foin » semblent n'être autre chose que de l'urticaire bronchique ou naso-pharyngien. C'est surtout dans ces cas qu'il faut se méfier des bains froids : comme médicaments, les meilleurs sont l'huile de foie de morue fraîche et les granules d'atropine, avec les frictions un peu irritantes sur la peau.

L'éruption urticarienne peut envahir toutes les membranes muqueuses, les lèvres et la langue en particulier (qui deviennent gonflées et chaudes); la trachée et les bronches (accès d'asthme ou de toux quinteuse).

Une variété, non décrite par les classiques, est l'urticaire de la paume des mains et de la plante des pieds : le prurit et la tension sont très pénibles, dans ces i'gions, où l'éruption ne sort que très difficilement; dans ce cas, elle coïncide, habituellemenet, avec des troubles digestifs, de la congestion du foie, de l'entérite; le mal est de réapparition fréquente chez les personnes neuro-arthritiques, où il s'installe parfois à l'état chronique. Le moindre écart de régime, la plus petite émotion ramènent l'urticaire chez ces prédisposés.

Certains irritants externes, tels que l'ortie, les méduses, les chenilles, les primevères, les puces, les punaises, les mouches, les moustiques donnent lieu aussi, chez eux, à des éruptions ortiées par contact. Mais ce sont surtout les *ingesta* qu'il faut incriminer : les mollusques (les moules principalement), les poissons à chair colorée, la charcuterie, les choux, les truffes, les glaces, le melon, les framboises, les fraises, l'eau de Seltz, les iodures et les bromures, les salicylates et l'antipyrine sont le plus souvent coupables. Hardy déclare avoir été, plusieurs fois, consulté par des femmes du monde obligées de se décolleter, qui ne pouvaient rester dans un salon sans avoir bientôt poitrine et dos couverts de plaques d'urticaire. J'ai observé trois cas de ce genre, traités avec succès par les douches froides et les effluves statiques.

Les personnes prédisposées à l'urticaire doivent proscrire de leur table les aliments cités plus haut, ainsi que le gibier, les salaisons, les asperges, les noix, le vin pur, le café, les œufs de fraicheur douteuse. Aux apparitions des crises, il faudra faire des lotions avec l'eau phéniquée au centième chaude, puis poudrer d'oxyde de zinc camphré et mentholé. On fera boire de la limonade lactique et chlorhydrique, et l'on donnera le cachet suivant, répété à deux heures d'intervalle, si l'éruption n'est pas terminée :

<pre>
Benzoate de soude............... 0,40
Chlorure de calcium............. 0,30
Valérianate de quinine.......... 0,15
Poudre de belladone............. 0,05
</pre>

M. S. A. pour un cachet.

L'œdème congestif de la peau voit ainsi s'affaisser ses reliefs, qui font place à une efflorescence insignifiante, et les démangeaisons cessent dès le premier cachet.

Dans la forme chronique du mal, il faut traiter par un régime sévère, par les lavements répétés, les alcalins, le boldo, les sels biliaires, etc., l'appareil gastro-hépatique, qui est ordinairement en cause. On modifiera utilement la nutrition et le système nerveux par les cures d'air et les cures d'eaux : les cures sulfureuses

en montagne m'ont personnellement donné,
dans ces cas rebelles, des résultats souvent
décisifs.

Il ne faut pas confondre avec l'urticaire
l'érythème, principlement la forme noueuse
de cette éruption.

L'érythème noueux, qu'on appelait naguère
dermatite *contusiforme*, parce que cette éruption ressemble grossièrement à une contusion,
consiste en véritables nodosités enchâssées
dans le derme. On observe surtout aux membres inférieurs cette éruption, douloureuse à
la pression et coïncidant, assez souvent, avec
des douleurs rhumatismales. Plus fréquent
dans la seconde enfance et dans l'adolescence,
aux moments des époques chez les jeunes
filles, l'érythème noueux est précédé de malaise, embarras gastrique avec fièvre, courbature, douleurs erratiques. Puis, la peau rougit,
ordinairement au devant des jambes, et la
nodosité, grosse en général comme une petite
noisette, rouge sombre, luisante et tendue,
apparaît, en nombre plus ou moins grand.
L'éruption dure huit ou dix jours, et passe,
comme on dit, par toutes les couleurs de l'arc-
en-ciel, avant de disparaître entièrement. C'est
ce qui constitue une ressemblance de plus
avec la bosse sanguine résultant d'une contusion. Ce qui est curieux, c'est que les nodo-

sités apparaissent toujours par poussées successives. Les récidives sont rares, ce qui est en
faveur d'une dermatose infectieuse, toute
infection conférant, en général, l'immunité
ultérieure.

Ce n'est pas un mal négligable, puisqu'on
a signalé des complications graves du côté du
cœur, des poumons et même des méninges.
Bien plus, l'origine tuberculeuse de l'érythème
noueux a été soutenue par un grand nombre
de médecins, non sans apparence de preuves.
Sans vouloir condamner à mourir poitrinaires
tous les érythémateux, il est bon de savoir
ouvrir l'œil et de regarder comme des prédisposés, comme des candidats à la phtisie, les
jeunes sujets atteints de cette éruption, qui est
le reflet évident d'une intoxication générale.

Le repos horizontal, l'enveloppement des
lésions avec la tarlatane, humide du mélange
suivant :

Alcool camphré................... 80
Glycérine 60
Sel ammoniac.................... 40
                                      M.

(Une cuillerée à soupe par demi-litre d'eau.)

et recouverte de taffetas gommé; le régime
lacto - végétarien, avec purgation légère et
potion salicylée —— hâteront la disparition des

nodosités. Dès la convalescence, on s'appliquera, par la suralimentation, la suraération, la médication phosphorée et arsenicale, de déconcerter le développement de la tuberculose, dont l'érythème noueux peut être considéré comme la carte de visite possible.

Il est beaucoup d'autres variétés d'érythèmes, cette congestion exsudative étant la lésion la plus banale, mais souvent aussi la plus disparate, des téguments. L'engelure, le coup de soleil, sont des érythèmes. J'ai soigné des coups de soleil qui ressemblaient, pour la rougeur et l'infiltration du visage et du cou, à de véritables érysipèles. Le décolletage estival a été coutumier de ces lésions; l'année dernière, j'ai même vu le dessin d'une guimpe en dentelle rester imprimé en jaune-rouge sur la poitrine, pendant plusieurs mois, (en dépit de tous les traitements), à la suite d'un érythème solaire. *Moralité :* protégeons-nous contre les rayons du spectre. Les voiles, les fichus, les gants et les ombrelles font partie de l'arsenal prophylactique de la beauté féminine, Quant au traitement du coup de soleil, il consiste dans les onctions avec le liniment oléo-calcaire, que l'on saupoudre ensuite avec :

Talc 100
Salicylate de bismuth........... 10

M.

Lorsque la peau présente un piqueté hémorragique ou des taches de sang plus ou mois étendues, on dit qu'il y a *purpura*. Le purpura s'accompagne ordinairement de douleurs vagues dans les membres, de courbatures, de coliques et de vomissements : la guérison en est la règle habituelle, après trois à huit semaines d'éruption. Mais il est une forme de purpura à allures infectieuses et typhoïdes, dont l'éruption se fait lentement et successivement aux membres inférieurs, accompagnée d'hémorragies diverses, d'abattement, de fièvre, augmentation de volume du foie et de la rate. Cette forme de purpura est parfois très grave et la convalescence en est toujours très longue et très ardue.

Les crises hémorragiques de la peau éclatent, parfois, à l'occasion des époques, surtout chez les personnes nerveuses, et à l'occasion d'émotions vives, de peur, etc. L'abus de l'iode, de l'antipyrine ou de l'arsenic, l'usage d'aliments avariés et de viandes faisandées peuvent être aussi des causes occasionnelles de purpura : on sait, d'ailleurs, que les aliment frais (végétaux et fruits) constituent (de temps immémorial) le principal remède du scorbut. Il est probable que certaines toxines alimentaires et autres, en impressionnant le système nerveux et les nerfs vaso-moteurs,

peuvent favoriser la transsudation à travers
les parois des vaisseaux, de la partie colo-
rante du sang. C'est ainsi que s'expliquent le
scorbut et certains purpuras.

Le repos absolu, le régime lacto-végétarien,
la limonade citrique ou sulfurique comme
boisson, s'imposent dans le traitement du purpura. Je conseille, comme excellente médication, le chlorure de calcium, à la dose de
2 grammes dans un litre de lait, les lavements
journaliers avec l'infusion de fleurs de genêts
additionnée de gélatine bien pure (10 grammes de grénétine pour un litre de liquide, —
à garder partiellement); le vin de quinquina
ferrugineux, à petites doses répétées. J'ai pu
prévenir des crises purpuriques liées à la
menstruation, en faisant prendre, huit jours
avant l'époque présumée des règles, 10 gouttes trois fois par jour d'un mélange (à parties
égales) des teintures d'hamamelis, marron
d'Inde, hydrastis et ergot de seigle. Localement, je conseille les compresses avec la solution phéniquée au millième, additionnée de
chlorure de baryum, 30 grammes par litre (la
même formule que je préconise contre les
varices et phlébites).

En résumé, toutes les fois que l'on consta-
tera, sur la peau, la présence de taches rouges
ne disparaissant pas à la pression du doigt,

il faudra se méfier du purpura, surtout s'il s'agit d'une personne rhumatisante, fatiguée, surmenée et dont le système nerveux est vulnérable en quelque manière.

Il existe une variété d'urticaire, l'*urticaire pigmentée,* que l'on observe principalement dans le jeune âge et qu'il faut se garder de confondre avec le purpura. D'ailleurs, les macules ou plaques saillantes sont brunes alors, plutôt que rouges et s'accompagnent (comme tout urticaire qui se respecte) de violentes démangeaisons. Je conseille, dans ces cas, les lotions avec le sublimé au millième et les cachets composés de 10 centigrammes de valérianate de quinine et 10 centigrammes de poudre de racine de belladone (deux ou trois fois par jour).

Le *zona* consiste (comme je l'ai déjà dit) en une poussée d'herpès sur le trajet d'un nerf, et cette poussée s'accompagne de douloureuses névralgies. Fréquent surtout dans la jeunesse et au moment du printemps, le zona apparaît quelquefois sous la forme épidémique. Mais il éclate volontiers chez les convalescents de maladies infectieuses (fièvre typhoïde, fluxion de poitrine), chez les tuberculeux, les diabétiques, les rhumatisants, les personnes empoisonnées par l'arsenic ou par le gaz des fourneaux.

La localisation la plus fréquente du zona est à la poitrine. Après quelques frissons et un certain malaise fébrile, l'éruption vésiculeuse apparaît en demi-ceinture rose, puis rouge vif, avec son cortège de névralgies intercostales et sensations de brûlures à la peau. Les rougeurs font place, au bout de vingt-quatre heures, à des vésicules, qui bientôt se flétrissent ou se dessèchent, lorsqu'elles ne s'ulcèrent pas, comme on le voit chez les vieillards (ceux-ci souffrent beaucoup et longtemps du zona). C'est, d'ailleurs, une maladie très pénible (les anciens le nommaient *feu* sacré, *feu* Saint-Antoine) et s'accompagnant, habituellement, de fièvre et d'un mauvais état général pendant au moins deux à trois semaines. La névralgie survit (parfois longtemps) à la guérison de l'éruption : les malades doivent être prévenus de cette désagréable particularité et se soigner en conséquence.

Le traitement consiste, après un nettoyage des voies digestives, à calmer l'élément nerveux par les cachets de pyramidon, quinine, phénacétine et exalgine. On poudrera les vésicules avec un mélange de talc, oxyde de zinc, dermatol et salicylate de bismuth, que l'on recouvrira d'ouate hydrophile, maintenue par un bandage de corps peu serré. Ces applications pulvérulentes seront renouvelées journellement, mais en ayant bien soin de respecter les croûtes. Si, malgré ce pansement occlusif, les douleurs persistent, on fera un badigeonnage avec le collodion cocaïné à 10 pour 100. L'application du courant électrique continu (jusqu'à 40 milli-ampères) est également *très sédative* de la névrite et semble prévenir même l'état douloureux ultérieur, ainsi que j'ai pu le constater plusieurs fois.

Après le zona intercostal, le plus fréquent est le zona *ophtalmique,* dont l'éruption est parfois si vive qu'elle imite presque l'érysipèle. Sans être beaucoup plus grave, le zona ophtalmique est à craindre, pour ses complications du côté du globe oculaire et aussi pour ses cicatrices frontales, souvent très visibles. J'ai pu, dans certains cas, éviter ces dernières par des applications d'emplâtres sur les vésicules en formation ou par un badigeonnage répété avec le baume du commandeur additionné d'orthoforme, dès que la rougeur se manifeste.

Comme pour toutes les manifestations infectieuses, la récidive du zona est rare. Une atteinte de zona confère, habituellement, l'immunité future.

Les Clous (Furonculose)

Les clous constituent, par leurs interminables récidives et leurs douloureuses poussées, une affection des plus désagréables. La médecine allemande vient de proposer une méthode aussi simple qu'efficace pour faire avorter les éruptions furonculeuses. On applique sur le furoncle en formation une ventouse qu'on laisse en place cinq minutes, on la retire et on la replace de nouveau cinq minutes, et ainsi de suite pendant une heure environ. On a pu ainsi faire avorter des furoncles en plein développement, résultat rarement atteint par les anciennes méthodes (teinture d'arnica ou teinture d'iode, alcool boriqué, acide phénique et même cautérisation avec la pointe fine du thermo - cautère). Contre le furoncle et l'anthrax constitués, les pulvérisations chaudes, fréquentes et d'un jet puissant, avec une solution faible de sublimé ou d'acide phénique, abrègent considérablement la durée de l'éruption et éloignent récidives et complications. Pendant la nuit, je conseille les cataplasmes froids de fécule boriquée, dont on graissera les bords avec un peu de vaseline pour les empêcher de se dessécher et d'adhérer à la peau. Lorsqu'il s'agit d'acnés furonculeux à répétition, le badigeonnage avec parties égales d'huile d'olives et de soufre en poudre, donne toujours de bons résultats. Nous avons aussi recours, dans ces cas, aux rayons X (même s'il y a couperose de la face), et obtenu ainsi des guérisons radicales d'une affection cauchemardante par sa ténacité.

Une variété spéciale de furoncle, l'*orgelet*, qui occupe le bord des paupières, réclame le traitement suivant : compresses chaudes toutes les deux heures, avec l'infusion de fleurs de sureau, additionnée de deux grammes de résorcine et cinq de glycérine par demi-litre; le soir, en se couchant, onction sur le bord des paupières avec : cold-cream très frais, 15 grammes; précipité blanc, 1 gramme et créosote de hêtre, deux gouttes (pour une pommade). Il est parfois utile d'épiler le ou les cils correspondant au siège de l'orgelet. On met ainsi obstacle aux récidives.

La disposition aux clous provient, habituel-

lement, d'un mauvais état des voies digestives, estomac, foie, intestin, et réclame un
régime excluant les viandes fortes, les graisses,
fritures, ragoûts, bouillons et extraits de
viande, vin pur, café, liqueurs, etc., et la pres-
cription du lait en potages et des légumes
frais en purées, fruits cuits, pain grillé, bière
légère comme boisson. Dans le premier verre
de bière du repas, on délaiera une cuillerée
à café de levure sèche, qui jouit (comme on
sait) de propriétés incontestables contre les
éruptions furonculeuses. Les grands bains
alcalins et savonneux, les frictions alcooliques
répétées sur tout le corps, la vie active au
grand air compléteront cette cure rationnelle
de la furonculose.

On nous demande souvent la formule d'une
tisane dépurative à employer contre les maladies de peau. En voici une excellente : faites
bouillir une demi-heure, dans un litre d'eau,
5 grammes de bardane, 4 de douce amère,
3 de gentiane, houblon, pensée sauvage, saponaire et follicules de séné passés à l'alcool;
ajouter 2 grammes de benzoate de soude et
0,50 de benzoate de lithine. Cette tisane se
boit, en trois ou quatre fois, dans la journée :
on peut la sucrer avec une cuillerée à dessert
par tasse, de sirop antiscorbutique.

Cette médication, très éliminatrice, est préférable à l'iodure, surtout dans les états aigus de la peau. En effet, l'iode irrite les phases inflammatoires des dermatoses : il ne faut le conseiller que dans les états chroniques, alors qu'il n'y a pas à redouter de poussées; il faut aussi savoir varier les préparations et ne point en continuer indéfiniment l'usage (un mois de traitement, suivi de quinze jours de repos).

Rappelons aussi quels sont les aliments suspects de favoriser les éruptions : moules et mollusques en général, crustacés, anguille, dorade, conserves de poisson, saucisses, fromages fermentés, fraises (les petites principalement), melon, glaces et serbets. Les œufs de fraîcheur douteuse doivent être aussi suspectés : comme ils sont assez mal tolérés par les hépatiques, il faut en conclure que le foie joue, très probablement, un rôle dans la production des clous. Aussi, les alcalins, les lavements huileux, les préparations de boldo et de fiel de bœuf rendent les plus grands services pour combattre la furonculose, trop souvent rebelle aux médications internes, lorsqu'elle ne dépend pas du diabète sucré.

Pour effacer les rougeurs dues à la furonculose, je conseille de les tamponner avec le mélange suivant, qui les empêche de persister et empêche, dans une certaine mesure, la récidive *in situ* :

```
Vinaigre aromatique.............  80
Teinture de benjoin.............  60
Acide salicylique...............   4
                          M. S. A.
```

Puis de poudrer avec :

```
Talc de Venise.............. 200
Oxyde de zinc..............  10
Salicylate de bismuth.........   5
Menthol  ....................   1
Cocaïne ....................  0,50
          M. S. A. et porphyrisez.
```

Les Verrues. — Les Cicatrices

Comment traiter les verrues? Pour celles du visage, je conseille le badigeonnage, matin et soir, avec la teinture de thuya additionnée de 10 pour 100 de soufre colloïdal. Cette sorte d'enduit pénètre et adhère : il se détache bientôt progressivement, avec les lamelles de la verrue. Pour les verrues superficielles des doigts et des mains, elles disparaissent assez facilement par la méthode de Budinger, qui consiste à les congeler, une minute, par un jet de chlorure d'éthyle. Cette petite opération (dite *stypage*) étant renouvelée tous les deux jours, une partie de la verrue traitée tombe bientôt; l'autre se ratatine et disparaît peu à peu, en laissant une macule rouge.

Quand les verrues sont profondément implantées, je conseille de râcler leur surface avec une lame bien tranchante (en évitant de faire saigner) et de faire, matin et soir, un attouchement avec la teinture de thuya, additionnée de 10 pour 100 d'acide salicylique. Si la verrue tarde huit jours à disparaître, on la coiffe, pendant une nuit, d'un cataplasme de savon noir et l'on reprend ensuite le traitement précédent.

Lorsqu'il s'agit d'éruptions verruqueuses *confluentes* et de récidives rebelles, il faut instituer, en même temps, le traitement interne suivant : tous les matins, une ou deux pelles à sel de magnésie calcinée délayée dans un peu de lait; avant chaque repas, deux gouttes de liqueur de Fowler et deux gouttes de teinture d'iode, prises simultanément dans un peu d'eau rougie (un mois à six semaines de traitement).

Lorsqu'elles sont récentes, on fait disparaître les verrues sans râclages, ni caustiques. De simples applications de savon noir suffisent, dans la plupart des cas : on étend une légère couche de savon noir, le soir, sur la verrue et l'on recouvre d'un petit linge fin. Le matin, on nettoie la peau et on la poudre d'oxyde de zinc. L'application de savon est continuée, tous les soirs, jusqu'à décapage complet de la verrue.

Contre les petites élevures d'un rose jaunâtre, brillantes, apparaissant surtout chez les adolescents, on peut employer le même traitement, mais en additionnant le savon noir de 5 pour 100 de résorcine. Les étincelles électriques de haute fréquence sont surtout utilisables pour les mains : en une séance, parfois, le tissu verruqueux se décompose et le papillôme tombe au bout de quelques jours.

On voit, parfois, des verrues multiples disparaître au cours d'une saison de bains de mer. Les applications locales d'eau salée sont beaucoup moins efficaces.

Contre les verrues de la face, l'eau de chaux à l'intérieur (250 grammes par jour) et l'emploi des rayons X, à faibles intensités, constituent le traitement le plus efficace et le plus rapide. Lorsqu'il s'agit de verrues planes, il suffit de les lotionner, le soir, avec la liqueur de Van Swieten, additionnée de salicylate de soude à 10 pour 100. On peut aussi remplacer le traitement radiothérapique par la mixture suivante, que l'on fait pénétrer dans l'intérieur de la verrue à l'aide d'une petite tige de bois pointue :

> Teinture de Thuya.............. 30
> Acide salicylique (à saturation).

Voici, enfin, la formule d'un collodion très efficace et d'une utilité également très grande

contre les cors, les poireaux, condylômes et
autres végétations :

Collodion riciné...............	30
Ether acétique.................	10
Acide salicylique..............	5
Sublimé	0,25

M.

Comment régulariser les *cicatrices?* Les
Allemands préconisent, dans ce cas, les badigeonnages *iodés.* Je préfère, pour ma part, la
teinture de baume du Pérou, additionnée de
15 pour 100 d'aspirine. Les tumeurs fibreuses
de la peau, qui poussent sur les cicatrices et
qu'on a nommées *kéloïdes,* à cause de leur
ressemblance grossière avec une patte d'écre-
visse, disparaissent aujourd'hui par l'application des rayons X. Ces petites tumeurs sont
fréquentes surtout chez les personnes lymphatiques et prédisposées aux tubercules :
elles succèdent à des brûlures, à des acnés, à
la perforation du lobule de l'oreille chez les
jeunes filles. Il faut se garder de les brûler et
de les couper au bistouri, car elles s'irritent
ainsi et récidivent plus volumineuses. Comme
traitement, il faut préférer la radiothérapie,

aujourd'hui classique. Cependant, j'ai obtenu
quelques succès par l'électropuncture, suivie
d'applications d'emplâtres iodosalicylés, dans
plusieurs cas de cicatrices difformes et vicieuses ayant résisté victorieusement à l'action
répétée des rayons de Rœntgen.

La Médication Arsenicale

L'arsenic est, par excellence, le médicament féminin, celui qui rend le plus de services à la santé et à la beauté de la femme.

Employé en Occident depuis Pline et Dioscoride, et dans la médecine chinoise de temps immémorial, l'arsenic est considéré aujourd'hui comme l'un des meilleurs agents de la nutrition cellulaire. Fractionné aux plus petites doses, c'est un antiputride, un éliminateur de l'urée, un conservateur des chlorures : il stimule l'appétit, suractive la digestion, perfectionne les globules, assure la nutrition et facilite l'embonpoint. L'acide arsénieux, les arséniates d'antimoine, de caféine, de fer, de quinine, de soude, de strychnine et les cacodylates organiques représentent, dans ses variantes les plus essentielles, la gamme arsénicothérapique.

Préférablement aux solutions (d'une conservation parfois malaisée), les granules représentent la préparation commode et fidèle, agréable et énergique. Stokvis n'a-t-il pas prouvé que la résorption du métalloïde se fait beaucoup plus lentement sous cette forme solide? L'acide arsénieux solide se transforme, dit-il, plus facilement en acide arsénique, dont la toxicité est moindre et la combinaison plus sûre aux substances organiques et au soufre. Ce qui est certain, c'est que l'intoxication est bien plus fréquente avec les solutions qu'avec les granules et la tolérance bien moindre.

Couramment, on donne 1 à 5 milligrammes d'acide arsénieux par jour, 2 à 10 d'arséniate de soude, sous forme de granules. Il ne faut dépasser que prudemment ces doses et toujours tâter la susceptibilité individuelle. On soupçonne la saturation, si le sujet accuse des rêves et cauchemars, nausées et crampes d'estomac, une toux sèche pharyngée, des fourmillements et engourdissements des membres, une légère diarrhée, des éruptions eczématiformes, de la conjonctivite. Le plus sûr est alors de cesser brusquement la médication, pour la reprendre dix à quinze jours après. De cette manière, l'empoisonnement est rare, ainsi qu'en témoignent l'accoutumance des arsénicophages styriens et la pratique outrancière de certains dermatologistes distingués.

Est-ce en déplaçant le phosphore dans les nucléïnes des leucocytes, ainsi que le veut Besredka, que s'opèrent le processus proliférateur des hématies et l'élévation du coefficient azoturique? Quoi qu'il en soit, la traduction objective de l'accroissement nutritif global se révèle par un aspect plus vigoureux, un teint rose et avenant, un système pileux plus prospère, une grande résistance à la fatigue, avec appétit du mouvement, respiration plus ample, réveil de l'estomac, voix plus claire et mieux timbrée, sensation de bien-être et de joyeuse euphorie, qui n'est que l'engageant reflet d'un sang plus généreux. Bref, on constate un littéral rajeunissement, par accélération des échanges et reproduction des globules, qui nous débarrassent des bactéries au moyen de la phagocytose, aujourd'hui un peu contestée. La régénération des tissus, sous l'action arsenicale, s'explique par la néoformation des globules lymphoïdes, générateurs de ces *protamines* (Kossel) qui semblent les premiers termes constitutifs des éléments azotés organiques : de là cette action *reproductrice* fondamentale, reconnue à l'arsenic par la pluralité des cliniciens observateurs.

Un coup d'œil, maintenant, sur les indications primordiales des arsénicaux chez la femme.

Dans les *anémies*, si fréquentes à l'époque de la formation et dans la jeunesse, l'arséniate de fer et l'arséniate de quinine sont les préparations de choix. Toujours très bien tolérés, aux doses moyennes de 6 milligrammes par jour chacune, ils achèvent la rénovation globulaire, même dans les formes morbides pernicieuses liées aux plus profondes altérations du sang. Dans le chloro-brightisme, ils poussent à la rétrocession complète de l'albuminurie, augmentent le taux hématoblastique et régularisent la circulation, en corsant la capacité oxydante des globules. Cette action reconstituante s'étend aux troubles de la menstruation, aux vices de développement du squelette, à l'amyosthénie, à l'adénie, aux cachexies diverses, aux convalescences des maladies infectieuses.

Les affections *respiratoires* sont, essentiellement, tributaires de la médication arsénicale. L'arséniate d'antimoine (3 milligrammes le matin dans du lait) m'a surtout rendu des services dans le traitement de l'asthme nerveux ou arthritique, des grippes et bronchopneumonies rebelles. Il diminue l'oppression, à la faveur probable d'une action sur les centres nerveux respiratoires, combat la dyspepsie atonique et possède enfin une action antibacillaire certaine. Quand la circulation est déprimée et que l'on constate de la dilatation cardiaque, de cause emphysémateuse, il faut substituer à l'arséniate d'antimoine l'arséniate de caféine.

L'acide arsénieux convient aux phtisies peu avancées, comme releveur des forces et modérateur de la dénutrition. Son triomphe éclate surtout dans les formes torpides de la phtisie sans grandes lésions : dans la granulie aiguë, dans la tuberculose éréthique, dans la consomption confirmée, il n'est pas prudent d'y compter beaucoup. On aura soin de ne point négliger, d'ailleurs, les autres agents antiphtisiques : air pur, viande crue, suralimentation phosphorée, sédatifs de la toux, hygiène spéciale et classique.

L'arséniate de strychnine et l'acide arsénieux sont quotidiennement très employés dans la chorée, le myxœdème, la sclérodermie, les tremblements nerveux; chez les épileptiques, on diminue l'excitabilité bulbaire et l'on facilite la tolérance bromurée, par le moyen de l'acide arsénieux. Tous les arsenicaux possèdent, du reste, une action *dynamogéniante* sur le système nerveux : ils augmentent la réserve vitale, dégagent les ressources de l'énergie nerveuse, éloignent la dépression et le déséquilibre chez les neurasthéniques. La localisation du métalloïde dans le tissu nerveux explique sa puissance dans ce sens particulier.

Dans le diabète intense, l'arséniate de soude est, par excellence, le frein modérateur de la glycosurie : son action à longue portée a fréquemment raison de l'aberration nutritive. On sait que chez un animal arséniqué, la piqûre du plancher du quatrième ventricule ne produit plus la glycosurie de Claude Bernard; l'expérience est éloquente.

Dans le *paludisme,* il faut recourir aux granules d'arséniate de quinine et de cacodylate de quinine, qui augmentent remarquablement la capacité et la résistance des hématies, quand il y a *leucémie* splénique. Pour débarrasser l'organisme des toxines et des plasmodies et éloigner les manifestations pyrétiques, l'usage combiné du cacodylate de quinine et de l'arséniate de strychnine est souvent indispensable au praticien.

Pour la cure des *dermatoses* et la lutte contre l'*herpétisme* constitutionnel, on emploie, d'ordinaire, l'arséniate de soude, si remarquable dans le psoriasis, le lichen, l'eczéma sec, le lupus érythémateux et même les brûlures graves. J'ai, depuis bien des années, prescrit aussi, avec le plus grand succès, l'arséniate d'antimoine contre la furonculose rebelle et l'ecthyma à répétition. Je ne suis pas partisan des piqûres de cacodylate pour la cure des affections de la peau. L'arsenic organique est loin de valoir, dans ces cas, l'arsenic métalloïdique. C'est, avec les granules, la liqueur de Fowler et la liqueur de Pearson, dont la graduation est si pratique, que je préfère dans ma clientèle journalière de la peau.

Les Soins des Mains

La peau des mains se gerce et se crevasse facilement. On préviendra cette disgrâce en faisant, matin et soir, une onction avec un mélange, par parties égales, de lanoline, glycérine, vaseline, huile d'amandes douces, benzoate de soude, salol et menthol. Nous avons déjà parlé de la cure des engelures des mains et nous n'y reviendrons pas. Méfions-nous de la mode des gants de peau, pour les dames : l'imperméabilité de ces gants excite, assez souvent, dans la paume des mains, la sécrétion sudorale. Or, il est possible de diminuer cette tendance aux sueurs, en frictionnant, trois fois par jour, l'intérieur des mains, avec le mélange suivant :

Alcool camphré.................... 60
Vinaigre aromatique............... 40
Teinture de belladone............. 35
Hydrate de chloral................ 5

M.

Pendant la nuit, on saupoudre les paumes avec un peu de talc salicylé à 10 pour 100, et l'on recouvre les mains de gants de fil légers, à mailles largement perméables.

Même dans les irritations professionnelles des mains, dues aux contacts irritants ou à l'action prolongée de l'eau, il faut interroger l'état général : soigner l'estomac, supprimer le vin pur, les liqueurs, le café, l'abus de la viande, du poisson, des condiments et des pâtisseries. Il faut aussi soigner localement les erythèmes et eczémas des mains, dès leur apparition, c'est-à-dire dès les premières démangeaisons dénotant l'irritabilité de la peau. Le glycérolé d'amidon légèrement phéniqué, en applications; les lotions d'eau de roses additionnée de 1 à 2 pour 100 de sulfophénate de zinc suffisent à ce moment. S'il y a dermatose humide ou suintante, appliquez, pendant une semaine, des compresses humides avec 5 pour 100 de perborate de soude; la semaine suivante, pratiquez, simplement, le poudrage au dermatol ou au benzoate de bismuth. Si la dermatose est sèche ou écailleuse, faites des badigeonnages avec parties égales de glycérine, baume du Pérou et huile de cade désodorisée. Telle est la méthode générale.

Les soins des ongles ont une grande importance pour la femme. Il est évident que des doigts terminés en une phalangette carrée (ou des doigts en spatules) ne sauraient se couronner d'ongles en amandes bien resplendissants; mais le massage des extrémités, pratiqué dans la jeunesse, peut, en partie, diminuer les imperfections naturelles. La taille bien régulière des ongles, à la lime, fera le reste. Les ongles se polissent à l'aide d'une petite peau imprégnée d'oxyde d'étain. S'ils sont trop friables, on y remédie en donnant, à l'intérieur, des préparations phosphatées (avant chaque repas, 2 grammes d'un mélange, par parties égales, de phosphate neutre de soude et de phosphate tribasique de chaux) et en badigeonnant la matrice de l'ongle, matin et soir, avec un mélange d'alcool à 96°, huile de bouleau blanc et terpinol. Ce dernier mélange peut être, pour plus d'esthétique, coloré au carmin et additionné d'un peu de teinture de benjoin, qui fait vernis. Il remédie aussi, dans une certaine mesure, à ces taches blanches des ongles qui sont (comme le vitiligo de la peau) l'apanage habituel des personnes nerveuses. Les *envies* qui naissent autour des ongles se traitent en coupant au ras le lambeau épidermique avec des ciseaux fins et pansant la petite plaie avec un soupçon d'aristol en poudre. Les envies sont le lot habituel des personnes qui se mangent les ongles, des onychophages.

L'onychophagie, ou manie de se ronger les ongles, est une habitude pernicieuse et rebelle, qui se contracte au cours de l'enfance et fait cortège à sa victime jusqu'à déformation complète et irrémédiable des extrémités digitales. Comme toutes les manies, l'onychophagie est contagieuse par imitation. Il importe que les parents surveillent, inlassablement, leurs enfants à cet égard, et principalement leurs filles, et mettent en jeu, tour à tour, la suggestion, d'abord par la douceur et par l'amour-propre, ainsi que l'appât des récompenses, pour aller (si la chose est nécessaire) jusqu'aux punitions morales et même corporelles. La chose en vaut la peine. Car l'enchâssement des débris pointus dans les muqueuses peut déterminer des amygdalites, des gastralgies, etc.

L'onychophagie est, malheureusement, souvent un signe de dégénérescence, un révélateur d'autres tares nerveuses, telles que tendances aux crises, à la colère, au mensonge, au vol, incontinence nocturne d'urines, mental arriéré ou dévié et autres stigmates d'imperfections et de déviations diverses : terreurs nocturnes, somnambulisme, tendances impulsives, bégaiement, pusillanimité, habitudes vicieuses, etc. L'hérédité nerveuse, alcoolique ou tuberculeuse se retrouve, fréquemment, parmi les ascendants des rongeurs d'ongles, comme, du reste, des rongeurs de lèvres (*chéilophages*). Le badigeonnage des ongles avec des teintures amères ou nauséeuses (aloès, ipéca) n'est utile qu'autant qu'il s'accompagne d'une discipline psychique suffisante; il en est de même pour le port des gants ou l'immobilisation manuelle. Plus utile est l'appareil dentaire empêchant la rencontre des incisives supérieures avec les inférieures; cet appareil met le tiqueur dans l'impossibilité de réaliser son geste automatique, dont il lui donne, alors, pleine conscience, ce qui est la meilleure manière de rééduquer sa volonté chancelante. En désarmant les dents, vous protégez les ongles! Remarquons, d'ailleurs, que la mastication n'est nullement gênée par l'appareil dentaire, amovible, d'ailleurs, et analogue au plan incliné redresseur.

Schreiber préfère à cette méthode (due à Didsbury) la méthode du *masticatoire*. Depuis quelques années, la mode existe, aux Etats-Unis, de mâcher de petits morceaux de gutta-percha aromatisée à la menthe ou à l'anis.

Ces « *gum* » spéciales se trouvent facilement dans le commerce. Eh bien! Schreiber conseille, simplement, aux onychophages de mâchonner ces résines insolubles et prétend parer, ainsi, à leur envie irrésistible de rongement. A mon avis, cette méthode, lorsqu'elle réussit (ce qui n'arrive pas toujours, tant s'en faut) ne fait guère que substituer un tic à un autre tic : il est vrai que le masticatoire est plutôt favorable à la digestion, par la déglutition de la salive et qu'il ne transforme pas en *pattes* les mains, comme chez les jeunes gens livrés à la manie du rongement. C'est, assurément, un avantage, dont il importe de tenir compte.

Contre cette stupide habitude, on a essayé bien des méthodes et préconisé même jusqu'à la suggestion hypnotique (qui échoue presque toujours). L'appareil amovible préconisé par M. Didsbury oblige le tiqueur à faire sa rééducation et à revenir à de meilleurs sentiments, à moins de tare profonde de dégénérescence : car il faut bien dire que les onychophages, comme les *cheilophages* (mangeurs de lèvres), sont fréquemment des impulsifs, dont le système nerveux et psychique est plus ou moins vicié. Le traitement Didsbury donne des résultats moins infidèles que les méthodes anciennes : enduits amers ou malodorants; immobilisation des mains, port constant de gants, cures morales s'adressant à la volonté et même suggestion à l'état d'hypnose.

Voici une bonne formule de crème antiseptique et régénératrice des phalangettes : faire fondre, au bain-marie, 20 grammes d'antipyrine, 10 de résorcine, 15 de terpinol, avec 125 grammes de glycérine. Parfumer avec quelques gouttes d'essence de roses, avant complet refroidissement. Cette *gelée* a l'avantage de s'enlever facilement avec de l'eau.

Les *inflammations des extrémités des doigts* par écorchures, piqûres, brûlures, engelures, etc., etc., sont très fréquentes et très douloureuses et mènent aux panaris et aux phlegmons. Il faut les traiter énergiquement par des lavages d'eau oxygénée répétés pendant la journée; la nuit, on tiendra le doigt baigné dans un mélange de glycérolé d'amidon et d'onguent citrin (par parties égales), ce qui assurera, en peu de jours, la guérison sans complications.

Pour combattre les démangeaisons des mains, je conseille, chaque matin, les badigeonnages avec :

<pre>
Teinture de myrrhe......... \
    —   d'opium camphrée.. (parties
    —   d'iode iodurée....... (égales.
    —   de ratanhia......... /
</pre>

M.

et l'enveloppement ouaté, chaque soir, avec
la pommade :

    Glycérolé d'amidon............ 45
    Perborate de zinc............. 4
    Alumnol 1
    Résorcine 0,75
                                        M.

La guérison complète ne tarde pas à sur-
venir.

Pour fortifier l'épiderme des doigts, il faut
les badigeonner, le soir, avec un mélange de
teintures de myrrhe, de benjoin, d'opoponax
et d'arnica, additionné de 5 pour 100 de salol:
on revêt, ensuite, des gants de fil pendant la
nuit. Le matin et dans la journée, après lavage
à l'eau chaude légèrement savonneuse, on frictionne, pendant cinq minutes, avec le mélange :

    Lanoline 40
    Eau de chaux................. 20
    Péroxyde de zinc............. 5
    Menthol 1
    Essence de rose.............. 2 gouttes
                                        M.

L'Hygiène des Pieds

Pour leur santé et même pour leur beauté, les pieds requièrent certains soins d'hygiène. La défectuosité des chaussures est, d'abord, une cause fréquente de souffrances, de difformités et, partant, de disgrâce. Évitez les bottines trop justes, trop pointues, trop hautes de talon : n'abusez pas non plus des pantoufles et des savates qui, en soutenant insuffisamment l'édifice du pied, finissent par lui donner un maintien commun et pataud. Résistance et souplesse : telle est la formule d'une bonne chaussure. Elle doit fournir le maximum d'aération et le minimum de pression et maintenir solidement le cou-de-pied et les articulations du métatarse, au niveau desquelles se font, si aisément, les foulures et les entorses, par distension et même déchirure des ligaments courts et résistants de jointures particulièrement étroites et sensibles.

L'entorse cause une douleur fixe au niveau de l'interligne articulaire : cette douleur s'exaspère au moindre mouvement. Bientôt après, survient le gonflement déformateur, qui signale l'épanchement sanguin ou séreux. Lorsque l'entorse est simple, elle guérit, en peu de jours, par l'immobilisation et par la compression ouatée. Deux fois par jour, l'appareil ouaté sera retiré et le pied placé, pendant un quart d'heure, dans un bain à 50° C., contenant 10 pour 100 de sel ammoniac : au sortir du bain, l'articulation sera doucement massée (toujours dans le sens du courant veineux) avec les mains imprégnées de baume tranquille, d'huile de jusquiame ou de tout autre mélange anesthésique. Chez les arthritiques, un peu d'aspirine à l'intérieur soulage la douleur et éloigne les complications rhumatismales. Dès que souffrance et gonflement auront disparu, le patient pourra commencer à marcher, muni d'une chaussette élastique, afin d'obvier aux relâchements ligamenteux qui préparent sournoisement les récidives de l'entorse, à l'occasion du moindre faux pas ultérieur.

Les *sueurs* exagérées des pieds ont pour principal inconvénient de macérer l'épiderme et d'occasionner de douloureuses excoriations. Si je reviens ici sur cette infirmité, c'est qu'elle n'est pas très rare chez les jeunes filles et chez les junes femmes : l'anémie, le nervosisme, la débilité constitutionnelle en sont fréquemment les causes, qu'il faut combattre à l'aide des préparations martiales, des solanées et des phosphates pris à l'intérieur. Comme traitement local, on donnera, tous les matins, un bain de pieds contenant 2 grammes de permanganate de potasse pour 2 litres d'eau tiède. Au sortir du bain et le soir au coucher, on poudrera les pieds avec un mélange de talc, acide borique, tanin, salicylate de soude et thymol, mélange absorbant, antiseptique et cicatrisant. Le but curatif est de dessécher et de durcir l'épiderme; il faut donc se garder des applications humides trop prolongées et surtout des corps gras (onguents et pommades), ainsi que des semelles de feutre qui, en s'imbibant de sueur, forment une compresse chaude et humide, qui facilite plutôt le ramollissement et la macération de la peau. (Même remarque s'applique aux sous-bras de feutre et de caoutchouc qui, dans le but de protéger les corsages, favorisent la transpiration axillaire, avec tous ses inconvénients bien connus de nos lectrices.)

Dès l'enfance, il faut soigner les pieds *tendres* par les lotions journalières avec ce mélange : un litre d'eau bouillie, trois cuillerées à soupe d'eau de Cologne, deux de glycérine et une cuillerée à café de la solution de formol au centième. Lorsque l'on fait succéder, à des habitudes sédentaires, les longs voyages à pied et les stations debout prolongées (période de vacances), ces lotions, aidées de quelques jours d'entraînement progressif, éviteront les douloureux gonflements et les désespérantes meurtrissures du pied pendant la marche.

Parmi les orteils, c'est le gros qui travaille le plus : les darwinistes prétendent même que notre petit orteil s'atrophie et disparaît peu à peu, refoulé et étranglé, sous forme d'un moignon inerte, informe et inutile... Une lésion très gênante, pour la marche, c'est l'*orteil en marteau*, caractérisé par la flexion de la deuxième phalange sur la première et l'extension exagérée de la troisième sur la deuxième. Cette infirmité, désagréable et parfois douloureuse, disparaît aisément par une opération fort simple, que je n'ai pas à décrire ici.

Il en est de même pour l'*ongle incarné;* lorsqu'il est confirmé, il ressortit à la chirurgie. On évite cette pénible lésion en s'abstenant des chaussures pointues, en prenant de fréquents bains de pieds, additionnés de silicate de soude et en coupant toujours les ongles *en carré,* jamais en rond. On peut enrayer l'incarnation, dès qu'elle commence, en interposant, entre le bord de l'ongle et la fissure de la phalange, un brin de charpie imbibé de perchlorure de fer liquide à 30° et renouvelé soir et matin.

Les *cors*, durillons, œils-de-perdrix et autres épaississements épidermiques causent, par leurs souffrances exaspérantes, de fréquents désagréments. Il est facile de les pallier par le moyen de l'acide salicylique, sous la forme (variable selon les cas) de collodion, emplâtre, teinture, pommade, etc. Un simple badigeonnage des cors avec la teinture de thuya salicylé suffit fréquemment pour empêcher les lancinances les plus violentes. On obvie à la récidive des cors en s'opposant à la pression des chaussures à l'endroit sensible : c'est là une question de cordonnier et parfois aussi de tissu. Contre certains durillons plantaires particulièrement pénibles et réfractaires aux cautérisations les mieux comprises par le thermo ou le galvano-cautère, je conseille, avec succès, l'emploi de la radiothérapie : quelques séances suffisent pour avoir raison de cette pénible infirmité. Un bon traitement *palliatif* de l'oignon consiste en des badigeonnages quotidiens avec la teinture de myrrhe, additionnée de 2 pour 100 d'acide picrique. Quant à l'œil-de-perdrix, il disparaît promptement par l'interposition d'un petit bourdonnet de coton salicylé, renouvelé tous les jours, entre les orteils.

Voici la formule classique de P. Vigier (topique contre les cors) :

```
Acide salicylique................  1
Extrait de cannabis indica......  0,50
Alcool à 90°....................  1
Éther à 62°.....................  2,50
Collodion élastique.............  5
```

M. dans un flacon bien bouché.

Une goutte matin et soir; laisser sécher. Prendre un bain de pieds au bout de cinq jours.

Contre l'oignon, nous recommandons souvent cette excellente méthode, préconisée par le docteur Salemi : Après avoir pris un bain de pieds, on savonne et on essuie la partie malade. On dissout l'acide phénique cristallisé, en passant le flacon sur la flamme d'une lampe à alcool (ou au bain-marie); puis, avec un poinçon pointu, on en passe une bonne couche sur toute la surface endurcie de l'oignon, sans dépasser les limites de celui-ci. Au bout de quelques minutes d'évaporation, on recouvre cette surface d'un morceau d'amadou ou de papier buvard mis en double, afin d'absorber l'excédent d'acide, dont la causticité pourrait attaquer les parties saines, que l'on garantira au préalable par une couche épaisse de collodion élastique. Par application très simple de cet acide, que l'on répétera suivant la gravité de la maladie, à divers intervalles de trois ou quatre jours, on obtiendra la guérison complète de l'oignon du pied, mais non celle de la déviation de l'orteil, pour laquelle nous espérons que la chirurgie future trouvera, un jour, un procédé vraiment curatif.

Les *engelures* ont été longuement étudiées dans notre quatorzième causerie.

Certaines personnes, sans avoir des engelures, souffrent *d'acro-asphyxie;* cet état est caractérisé par l'arrêt de la circulation aux extrémités, accompagné de refroidissement local et de lividité de la peau. C'est extrêmement pénible. La guérison s'opère, en général, en activant la circulation par les toniques du cœur : un cachet de 0 gr. 50 de théobromine le matin à jeun et XX gouttes avant chaque repas d'un mélange des teintures d'hydrastis, convallaria, strophantus et ignatia. On fera prendre des pédiluves salés et hydro-électriques. Matin et soir, on frictionnera les pieds avec un mélange de baume de Fioravanti et d'alcoolat de Rosen. Enfin, on maintiendra, pendant la nuit, les mains et les pieds dans des gants et des chaussettes de chamois. La guérison s'obtiendra, généralement en peu de temps, par l'ensemble de ces moyens énergiquement combinés.

Les ongles des pieds, comme ceux des mains, réclament, pour leur propreté, des brossages savonneux énergiques. C'est là aussi une question d'hygiène assez importante, les ongles « en deuil » recélant habituellement de nombreux microbes, toujours transmissibles. Pour conserver à ces annexes de l'épiderme leur souplesse et leur poli, je conseille de les frotter légèrement, le soir, avec un mélange, par parties égales, de lanoline et de baume du commandeur. Le matin, on les saupoudre de talc et on les passe au polissoir en peau de chamois. Lorsque les ongles sont cassants, il faut faire un traitement général fortifiant de six semaines, à l'aide des cachets suivants, un à chaque repas :

Bioxyde de manganèse........ ⎱
Soufre précipité et lavé...... ⎰ 0,30 de
Hypophosphite de sodium,.... ⎰ chaque.

M.(pour un cachet.)

Les stries et les déformations des ongles, qui se rattachent souvent à des maladies antérieures, disparaissent par la croissance et le renouvellement progressif de ces petits organes; il faut 150 jours, en moyenne, pour ce renouvellement, qu'il sera bon de faciliter par les cachets précédents, aidés de badigeonnages locaux avec l'huile de cade vraie.

Ce sont surtout les désordres nerveux qui creusent, sur les ongles, des sillons plus ou moins profonds et toujours transversaux, les sillons longitudinaux ne présentant aucune valeur pathologique. Un sillon transversal très marqué est toujours l'indice d'une grave perturbation organique, ainsi que Pierret l'a observé chez les aliénés et les dégénérés nerveux.

Il ne faut jamais arracher les *envies,* ces petites parties d'épiderme se relevant de chaque côté des ongles : on se contentera de les couper, avec de petits ciseaux courbes. En cas d'éraillure ou de meurtrissure, on enveloppera l'extrémité du doigt dans une petite bande de tartalane imbibée d'alcool camphré. Lorsqu'il y a tendance à *incarnation* (c'est-à-dire à la pénétration du bord de l'ongle dans les chairs), ce qui n'arrive guère que pour le gros orteil, on badigeonnera, soir et matin, avec un mélange de deux tiers de perchlorure de fer à 30° et un tiers de teinture de myrrhe.

Contre l'épaississement des ongles, voici une excellente formule, à employer en badigeonnages :

Teinture de thuya occidentalis.. 60
Acide tartrique................. 2
Acide salicylique.............. 1
Essence de reine-des-prés....... 0,80

M. S. A. (agitez.)

Les ongles des pieds ne doivent se porter ni trop longs ni trop courts. On doit les tailler à la lime, et non avec des ciseaux, qui déterminent des éclats. Il faut éviter de rayer l'intérieur lorsqu'on fait usage du cure-ongles, car ces raies ne tardent pas à fixer des impuretés.

(Voir, pour les maladies et malformations des ongles, notre *Hygiène et traitement des maladies de la peau*, p. 134.)

Les maladies graves entravant la nutrition générale laissent sur les ongles des traces facilement appréciables, surtout aux orteils.

L'accroissement des ongles chez les personnes en bonne santé paraît être 1 millim. 2/3 par mois. Pour les pieds comme pour les mains, l'ongle se répare en entier dans l'espace de huit mois et demi à neuf mois.

L'Hygiène des Yeux

Les yeux jouent le plus grand rôle dans l'harmonie, l'expression et l'éclat du visage. Il nous est impossible de changer la couleur et la forme des yeux : mais nous pouvons en rehausser certainement la beauté, en veillant au bon fonctionnement de la conjonctive et à l'intégrité de l'appareil lacrymal. Nous conseillons pour cela, volontiers, matin et soir, les lotions chaudes, boriquées ou salolées, faites avec une décoction de feuilles de jusquiame et de belladone, à l'aide d'ouate hydrophile, les paupières étant fermées. De fréquents lavages du nez (avec l'eau salée et le siphon de Weber) contribueront au libre passage des sécrétions. Les personnes, surtout, dont le nez est effilé et étroit à la base, doivent, systématiquement, désinfecter leurs fosses nasales, sous peine de larmoiement disgracieux et rebelle et à tout traitement.

La rougeur eczémateuse des paupières se traite efficacement par les lotions faites (matin et soir) avec l'eau de roses ou de mélilot, additionnées de 0,20 centigr. par litre de cyanure d'hydrargyre. S'il y a des dépôts de chassie ou des fissures, les pulvérisations tièdes d'eau boriquée ou phéniquée faible donneront de bons résultats. On recommandera d'éviter les frottages et les grattages dans la région et même les clignements répétés des yeux (qui passent si facilement à l'état de tic). On traitera l'état général par les laxatifs, l'iode, l'arsenic, etc. On empêchera, finalement, les récidives herpétiques, en frictionnant, tous les soirs, pendant deux à trois mois, le bord libre des paupières, avec gros comme un grain de blé du mélange :

Cold cream très frais.......... 10
Huile de cade................. 0,10
Précipité blanc............... 0,05

M.

Il faut se rappeler que la lumière artificielle vive et prolongée, les poussières, les fumées, sont des causes d'irritation palpébrale : au contraire, le port habituel de verres-coquille, de couleur jaune fumée, réfrène la sensibilité excessive de l'appareil visuel.

Que faire contre les yeux *pochés et cernés?*
Contre les yeux cernés (œdème et bouffissure),
de petites doses de préparations thyroïdiennes
réussissent parfois fort bien. On y ajoute,
localement, la faradisation faible et les massages vibratoires. Quant aux yeux cernés et
culottés, leur disgrâce s'atténue notablement
par les compresses répétées d'ouate hydrophile, additionnées du mélange : eau de laurier-cerise, 150 gr.; perborate de soude, 10;
teinture d'opoponax, 2.

C'est dès le jeune âge qu'il faut remédier
aux déviations visuelles, *strabisme* ou *lou-
cherie.* Elles apparaissent souvent chez les
enfants touchés par l'hérédité nerveuse et
atteints par une anomalie de la réfraction. Le
traitement du strabisme est loin d'être toujours chirurgical : des exercices méthodiques
de gymnastique visuelle suffisent fréquemment pour corriger la déviation et équilibrer
la vision binoculaire.

Quels sont les soins à donner aux sourcils
et aux cils? On brossera, matin et soir, les
sourcils, avec quelques gouttes d'un mélange
d'eau de Cologne avec un quart d'huile
d'amandes douces (agitez). Si la région est
plutôt *grasse,* employez l'eau de Cologne additionnée d'un peu d'éther. Les sourcils trop
fournis ou se rejoignant seront épilés par

l'électrolyse. Les sourcils trop rares seront stimulés dans leur pousse par une pommade à la pilocarpine. On peut les blondir légèrement par des lotions avec l'infusion de fleurs de genêts aditionnée de 5 0/0 de nitrate d'ammoniaque; ou les brunir avec un peu de teinture de brou de noix. S'il est loisible d'activer la pousse des sourcils en les coupant légèrement, il est dangereux de toucher aux cils; la coupe, en effet, leur imprime une direction vicieuse très hostile à la conjonctive et nécessitant de pénibles interventions (*trichiasis*).

Dans notre vie moderne si trépidante, nous ne ménageons pas assez les deux joyaux sensoriels qu'on nomme les yeux. Nous exposons sans cesse aux courants d'air ces délicats organes, nous les fatiguons par la lecture au lit et en chemin de fer; nous gaspillons, dès notre premier âge, notre fonction visuelle. Les statistiques nous démontrent que plus de la moitié des aveugles auraient pu, avec des précautions et des soins opportuns, éviter leur funeste infirmité.

C'est surtout dans l'enfance que l'œil requiert les préoccupations de l'hygiéniste. Dès la naissance, éclatent les plus graves affections oculaires (*ophtalmie purulente*), parfois, sous des apparences trompeuses de bénignité. Les parents doivent être prévenus de ne jamais négliger de consulter, pour la plus petite irritation oculaire du nouveau-né; un retard de quelques jours suffit, parfois, pour compromettre irrémédiablement la fonction et entraîner les complications les plus alarmantes.

Plus tard, on continuera à veiller à la propreté constante des yeux et des paupières; on traitera avec soin les prétendus « coups d'air » (*conjonctivite*) et même les simples orgelets. On surveillera aussi l'hygiène de la bouche et la cure des caries dentaires, à cause du retentissement possible de ces affections sur les organes visuels. A l'école, l'examen de la réfraction individuelle s'impose, avec correction des anomalies, s'il en existe; ajoutons aussi la surveillance médicale assidue du milieu scolaire, où les affections contagieuses des yeux sont toujours si fréquentes. Voilà, en quelques mots, les précautions qui s'imposent aux parents, ainsi qu'aux éducateurs.

Les jeunes personnes anémiques, lymphatiques et herpétiques sont sujettes à l'inflammation du bord des paupières (blépharites), affection aussi tenace que fréquente. Souvent, alors, la racine des cils s'agglutine d'un fourreau résistant de pellicules grasses, qui rend ces poils fragiles et cassants. On augmente, d'ailleurs, la calvitie ciliaire, par l'habitude néfaste de frotter les yeux avec la main, au lieu de les tamponner, doucement, à l'eau boriquée chaude. Le sujet atteint de blépharite accuse, d'ailleurs, des démangeaisons pénibles, avec picotements, larmoiements, sensation de gravier dans l'œil. Le traitement général ou constitutionnel (fer, iode, arsenic, phosphore, etc., etc.), s'impose en première ligne. On conseillera, comme traitement local, matin et soir, des pulvérisations tièdes pratiquées sur les paupières, avec une faible solution de résorcine. Au coucher, on pratiquera une légère onction avec la pommade au précipité rouge, additionnée d'un peu d'huile de cade. Dans certains cas invétérés ou ulcéreux, l'épilation des cils s'impose pour la guérison de la blépharite : leur repousse est alors presque toujours rapide. Il faut aussi surveiller l'état des voies lacrymales, afin de maintenir leur perméabilité, par le sondage et les injections du canal nasal. Disons, en passant, à nos lectrices, qu'elles doivent se méfier des crayons pour les cils; mieux vaut faire préparer un peu de cold-cream frais au noir de fumée, que l'on additionne de pilocarpine, substance excellente pour se procurer de beaux et longs cils.

Une lumière trop vive fatigue la vue, ainsi qu'une lumière insuffisante, lorsqu'on travaille. Il faut aussi graduer le passage de l'obscurité à la lumière et imiter la bonne Nature, qui fît l'aurore et le crépuscule. Mais ne singeons jamais l'aigle, qui (grâce à son écran noir oculaire naturel) peut fixer inopinément le soleil : l'observation répétée d'une lumière trop vive est dangereuse pour notre rétine, qu'elle parsème de taches (scotômes).

La myopie est une demi-cécité, qui conduit, parfois, à la cécité complète. Les enfants nerveux sont prédisposés à cet état, qui, d'abord spasmodique, ne tarde pas à devenir définitif, si l'on n'y met bon ordre. Il faut surveiller, chez eux, le travail scolaire; ne jamais fatiguer les enfants par la hâtive instruction (trop à la mode actuelle) d'exercices d'écriture et de lecture démesurément prolongés; favoriser le travail au tableau, exiger que la distance du livre ou du cahier ne soit jamais inférieure à 30 centimètres de la tête de l'enfant, cette dernière demeurant toujours droite sur papier droit et corps droit. L'éclairage naturel sera exigé suffisant, latéral gauche, de préférence, et le travail à la lumière artificielle diminué le plus possible. Les heures de récréation seront consacrées à des exercices physiques, jamais à des ouvrages manuels : la promenade en plein air est le meilleur repos pour l'œil de l'écolier. Souvenons-nous que la myopie est inconnue chez les peuples dont les occupations principales sont la chasse, la pêche, la culture de la terre. C'est le développement de l'instruction qui, en sollicitant une prépondérance exaspérée du labeur oculaire, crée de véritables usines scolaires d'épidémies myopiques.

Dans toute anomalie de l'acuité visuelle, le choix des verres réclame un examen médical minutieux. Ce n'est que par cet examen (dit *optométrique*) que l'on peut obtenir une correction mathématique et régulière. Des verres ainsi choisis, non seulement contribuent à l'agrément de faire voir, *tel qu'il est,* le monde extérieur, mais ils ont aussi le pouvoir d'enrayer les progrès de l'anomalie visuelle et de sauvegarder ainsi l'avenir. Au contraire, porter des verres mal appropriés est une pratique plus nuisible que l'abstention pure et simple. N'abusons pas des verres trop teintés qui exagèrent la sensibilité de l'œil à la lumière ; c'est la nuance Ficuzal (ou jaune-verdâtre) qui est la plus hygiénique : elle est, malheureusement, peu flatteuse. Les verres cylindriques ou stéréoscopiques peuvent parfois guérir le strabisme, c'est-à- dire empêcher les enfants de loucher.

Le besoin de verres correcteurs se fait sentir à la fatigue des yeux, avec clignements, maux de tête, mouches volantes, hébétude du regard, larmoiement, spasmes et tics des paupières et de la face. On soulagera singulièrement la fatigue oculaire des myopes, comme des presbytes, en frictionnant le pourtour des orbites, plusieurs fois par jour, avec un doigtier de flanelle imbibée d'un mélange, à parties égales, d'alcoolats camphré, de mélisse, lavande, romarin et rose. Les personnes dont les yeux sont délicats se méfieront des voilettes à pois et à dessins, fertiles en troubles visuels, ce qui est compréhensible.

Le *cinématographe* est un spectacle fort amusant : mais il ne faut pas en abuser, ainsi que des meilleures choses. La fatigue de la rétine succède forcément à la répétition des images lumineuses qui se superposent, tous les deux-quarante-cinquièmes de seconde, en moyenne, sur l'écran visuel, pour y produire l'illusion cherchée. Il n'est pas rare de voir les yeux dont on abuse ainsi manifester (par la rougeur, le larmoiement, le prurit, la cuisson et même la difficulté de la vision proche) la « cinémophtalmie » dont ils sont affligés et qui a été décrite, pour la première fois, par le docteur Ginestous (de Bordeaux).

VINGT-SIXIÈME CAUSERIE

La Bouche et les Dents

L'assainissement de la bouche s'obtient par les soins rationnels donnés aux dents. La bouche est le paradis des microbes. On obtient une parfaite antisepsie de cette cavité, en même temps que la blancheur des dents et la résistance de ces ostéoïdes à la carie, en les brossant, soir et matin, avec une poudre dentifrice ainsi formulée : parties égales de magnésie lourde, craie préparée, racines de ratanhia et savon médicinal, le tout mélangé selon l'art et aromatisé avec un peu de menthol et d'essence de badiane. Lorsque les gencives sont molles et saignantes, on incorpore à la poudre dentifrice un peu de formol et de chlorate de potasse : le formol, à la dose de 1 pour 1.000, tue tous les microbes salivaires, tonifie et durcit les gencives décollées, beaucoup mieux que ne le font les anciennes préparations de tanin, pyrèthre, cochléaria, etc. Quelques centigrammes d'héliotropine (dérivé de la vanilline) suffiront à masquer le goût âcre du formol.

Toutes les fois qu'il y a suintement au collet d'une dent ébranlée, il faut procéder à l'enlèvement du tartre dentaire et à la cautérisation locale avec un mélange de teinture d'iode et d'acide phénique neigeux (très légers attouchements). Il est bon aussi de pratiquer, avec les doigts, le massage des gencives avec expression, de manière à faire disparaître les infiltrations ou engorgements, qui gênent la nutrition alvéolaire. En cas de fluxion dentaire, les scarifications et les cautérisations au galvanocautère permettent de conserver la dent malade et de la traiter, en la pansant, d'abord, pour l'obturer ensuite. S'il y a abcès, on doit le faire ouvrir à l'intérieur de la bouche et se garder du cataplasme traditionnel sur la joue, qui invite la collection à se faire jour extérieurement, non sans cicatrices ultérieures.

Une belle bouche est l'indice habituel d'une bonne constitution et comme le miroir de la santé. Il faut donc songer toujours au traitement rationnel de l'état général dont le dépérissement des dents peut être le symptôme. C'est ainsi que la chlorose grave, la scrofule, le diabète, l'albuminurie, l'arthritisme, sont fréquemment diagnostiqués par les dentistes, instruits et intelligents.

L'usure et les altérations dentaires sont dues, le plus souvent à des chocs directs. Souvenez-vous que les dents ne sont faites que pour mâcher.

On nous demande souvent des formules pour la conservation et pour la beauté des dents. Voici d'abord, un excellent *élixir dentifrice :*

Prenez 200 gr. d'alcool à 96°, 40 gr. d'éther, 10 gr. de teintures de badiane, cannelle, girofle et pyrèthre, 5 gr. de chloroforme, 4 gr. de teinture de cochenille, 1 gr. de saccharine et 1 gr. de salol; agitez et vous obtenez instantanément une excellente préparation.

Voici encore la formule d'un bon élixir dentifrice antiseptique et agréable. Prenez 100 gr. d'alcoolé de menthe, badiane et romarin, 50 de teinture de benjoin et 25 de teinture de girofle; ajoutez 5 grammes de phénosalyl et colorez au carmin (filtrez au papier Joseph, pour plus de limpidité).

Mais l'élixir ne suffit pas, pour le nettoyage parfait de la bouche : il faut y adjoindre une poudre ou une pâte, dont le savon doit toujours faire partie intégrante et active.

Voici une formule très simple de poudre : mélangez parties égales de carbonate de chaux précipité et de carbonate de magnésie, moitié de bi-borate de soude, un quart de savon médicinal; aromatisez avec quelques gouttes d'essence d'anis et de roses. Pour la pâte dentifrice, prenez 60 gr. de savon médicinal, 20 de glycérine, 15 de magnésie calcinée, 2 de chlorate de soude et d'extrait de ratanhia, 0,50. de thymol et de saccharine et 30 gouttes d'essence de menthe Mitcham. (Travaillez pour faire une pâte).

Lorsque la bouche a besoin d'une antiseptie plus profonde, il faut prescrire de fréquentes lotions avec le mélange suivant :

Alcoolé de menthe	200
Acide phénique neige	20
Essence d'eucalyptus	5
Teinture de cresson du Para	40

M. S. A.

(Une cuillerée à café pour un grand verre d'eau chaude).

Cette formule prévient les stomatites, les angines, les caries dentaires. Lorsque les dents sont creuses et douloureuses, on les bourre de *coton hydrophile* imbibé de ce mélange : chloroforme, extrait d'opium, menthol, cocaïne, teinture d'arnica, acétate d'ammoniaque (parties égales, bien mélangées).

Lorsqu'il s'agit de névralgies rhumatismales ou de douleurs dues à la périostite alvéolo-dentaire, je conseille le badigeonnage des gencives avec le mélange : teinture d'iode, teinture de myrrhe et tanin à l'alcool (parties égales). Cette formule tonifie les alvéoles et raffermit les dents les plus branlantes, même lorsqu'elles supportent des crochets destinés au soutènement d'appareils de prothèse.

La carie dentaire est certainement d'origine microbienne. Nous n'avons pas à entrer ici dans le détail du traitement; mais on sait que les substances les plus employées contre elle sont des antiseptiques, la créosote, le benjoin, l'arsenic.

On peut presque affirmer que, si l'on prenait dès la naissance tous les soins nécessaires de la bouche, sans les discontinuer pendant l'enfance ni l'adolescence, tout adulte aurait des dents saines. Malheureusement, par suite de la négligence des familles, on ne songe presque jamais à s'inquiéter de l'état des dents, avant l'apparition de la seconde dentition.

Dès que l'enfant commence à s'alimenter avec des aliments solides, c'est-à-dire laissant des résidus dans les interstices des dents, on devrait, par des lavages après chaque repas, chasser ces résidus; puis apprendre à l'enfant, dès qu'il est en état de le faire lui-même, à se rincer soigneusement la bouche.

Il est essentiel, suivant la remarque de

M. Miller, de faire précéder le rinçage de la bouche, de l'emploi énergique de la brosse à dents et du cure-dents, afin de débarrasser la cavité buccale des résidus alimentaires, dont la stérilisation exigerait un contact relativement prolongé avec la solution antiseptique. D'autre part, ces lavages antiseptiques de la cavité buccale doivent être répétés après chaque repas, mais surtout le soir avant le coucher.

Contre la fétidité buccale, voici ma meilleure formule :

Infusion de sauge.............	250
Glycérine pure...............	30
Teinture de myrrhe........... }	ââ 12
— de lavande........... }	
Liqueur de Labarraque.......	30

M. S. A.

pour lavages de la bouche. Je fais aussi préparer des tablettes à base de charbon, salol, saccharine, vaniline et café torréfié, qu'on laisse fondre doucement dans la bouche pendant la journée. Ces formules sont palliatives, dans le cas seulement où la fétidité est buccale. Il faut toujours, pour guérir cette repoussante infirmité, qui annihile toute beauté, remonter aux causes de la mauvaise haleine et tâcher de les supprimer. (Voir Dr E. MONIN, *Essai sur les odeurs du corps humain*, etc.).

Certains aliments sont nuisibles aux dents, les acides et les sucreries en première ligne, ces dernières n'agissant, d'ailleurs, que par l'acide lactique à l'état naissant. C'est parce qu'elles baignent dans la salive sucrée, que les dents des diabétiques perdent leur consistance et leur résistance d'implantation. En se rinçant soigneusement la bouche après les repas, en enlevant soigneusement tous les débris alimentaires avec le cure-dents en plume ou le fil tendu; en brossant les dents, matin et soir, avec une brosse dure capable de bien détacher le tartre, on évitera les déchaussements et irritations gingivales et souvent aussi ce terrible vice rédhibitoire : l'haleine fétide.

Il faut se méfier des dentifrices qui blanchissent trop bien : c'est toujours au détriment de l'émail. On rejettera les poudres à base de charbon, qui tatouent parfois les gencives, ainsi que les poudres trop dures (émeri, corail, nacre) qui raient l'émail dentaire. C'est surtout au moment de la grossesse qu'il faudra redoubler d'attention dans les soins dentaires. La vulnérabilité des dents à cette époque est due au drainage du phosphate de chaux dans le sang de la mère par le fœtus soucieux (si j'ose m'exprimer ainsi) de constituer sa charpente osseuse.

Rien n'est plus rebelle que certaines fissures

des lèvres, surtout lorsqu'elles siègent aux commissures, chez des personnes eczémateuses ou
herpétiques. Je conseille, comme traitement,
le badigeonnage, matin et soir, avec le mélange
suivant :

```
Teinture d'aloès .................  10
   —      de tolu...................   8
   —      de myrrhe...............   6
   —      de benjoin..............   4
Acide gallique....................   2
```

M.

Les personnes sujettes aux irritations
labiales feront bien de suspecter leurs dentifrices, souvent fautifs, et d'éviter d'exposer
leurs lèvres humides à l'action desséchante du
froid et du vent.

Une éruption artificielle, très tenace lorsqu'on n'a pas l'habileté d'en faire cesser la
cause, c'est l'eczéma du bord des lèvres pro-
voqué par des poudres dentifrices à base de
salol, des pommades et bâtons labiaux, ou
des élixirs et pâtes dentifrices trop riches en
essences. On leur substitue alors un simple
mélange de magnésie lourde et de carbonate
calcique précipité, auquel on ajoute un peu de
savon médicinal et de saccharine. D'autre part,
on calme l'irritation des lèvres en les baignant
dans le verre d'eau tiède de la toilette addi-

tionné de quelques gouttes du mélange suivant :

      Alcoolé de menthe................. 60
      Teinture de gaïac................. 15
      Acide phénique cristallisé........ 5
                                          M.

Quant aux cosmétiques pour les lèvres, le meilleur est le beurre de cacao bien pur, additionné d'un peu de glycérine et d'un peu de carmin végétal.

En cas de plaques blanches de la bouche et de la langue (*leucoplasie* ou *psoriasis buccal*), je conseille le mélange de glycérolés de coca, thuya, hamamelis, hydrastis, baume du Pérou, cresson du Para et cochléaire, toujours souverain, appliqué en badigeonnages trois fois par jour, même dans les leucoplasies buccales rebelles aux traitements classiques. (Supprimer l'usage du tabac, de l'alcool et des épices et traiter la syphilis, lorsqu'il y a lieu.)

Le Chapitre des Cheveux

La chevelure a une grande valeur, non seulement esthétique, mais même *générique*. La longueur et la direction des cheveux sont, en effet, des attributs spéciaux à la race humaine et des preuves zootechniques de sa destination bipède indiscutable.

De tout temps, on a lié la luxuriance pileuse à la vigueur physique. Sans être absolue, comme dans le mythe de Samson, cette relation existe : c'est même pourquoi les souffrances du cuir chevelu sont, si volontiers, accompagnées d'un état général défectueux.

Les races élevées, qui travaillent davantage de la tête, offrent notablement plus de chauves que les peuplades primitives, demeurées paresseuses de l'intellectualité : certains spécialistes observent même, chez nous, que depuis que la femme peine davantage de son cerveau, la calvitie, naguère très rare chez elle, devient extrêmement fréquente. Avis aux féministes et autres suffragettes!

Chez la femme, l'accroissement de la chevelure se fait surtout jusqu'à la formation. C'est donc à cette période, principalement, qu'il importe de stimuler une pousse rebelle, par le moyen des médications internes. Ces dernières (arsenic, phosphore, fer, iode) sont souvent, d'ailleurs, indispensables pour favoriser une bonne transition pubérale.

En fortifiant le sang et le système nerveux, on remédie à la déchéance de la vitalité et de la résistance épidermiques, et l'on relève la nutrition des bulbes pileux insuffisants : ainsi s'exalte une partie du prestige de la beauté, ce primordial pouvoir de la femme. Songeons-y de bonne heure, mères de famille, afin d'épargner, pour plus tard, des regrets et des larmes.

En dehors de l'iode, du fer, des arsenicaux et des phosphates, le silicium, le magnésium, le soufre, le fluor et le manganèse exercent également une influence rénovatrice et régulatrice indéniable sur l'énergie de la croissance au sein des tissus épidermiques et particulièrement des cheveux, dont la solidité devient, ainsi, beaucoup plus résistante et la texture beaucoup plus belle.

En avançant en âge, un grand nombre

d'affections du cuir chevelu paraissent plus particulièrement liées à des troubles digestifs de diverse nature : dyspepsies et entérites, pour les dermatoses sèches; congestions du foie, pour les séborrhées (têtes grasses).

Dans ces conditions, on conçoit qu'il ne se peut obtenir d'amélioration durable, qu'en soignant attentivement l'appareil gastro-intestinal et en remédiant surtout à l'insuffisance biliaire, trop souvent *masquée* sous les apparences d'un état nerveux ou anémique rebelle.

Les arthritiques (descendants de goutteux ou de rhumatisants, ou victimes d'une alimentation carnée trop succulente) ont fréquemment le bulbe pileux engorgé (emprisonné, en quelque sorte) par les résidus nutritifs. A ces tempéraments morbides, conseillons le régime lacto-végétarien et la médication éliminatrice (laxatifs, diurétiques, alcalins, benzoates) alternant avec les préparations d'iode et d'arsenic. Méfions-nous, surtout, des convalescences de grippes ou de fièvres graves, chez les arthritiques et chez les nerveux. Dans ces cas, le phosphate de soude et l'arséniate de strychnine remédieront à la dénutrition nerveuse, dont les effets sont particulièrement néfastes sur le cuir chevelu. La chevelure sera nettoyée, tous les cinq jours, avec le savon au goudron. Tous les soirs, au moment du coucher, on onctionnera, par l'intermédiaire de la préparation suivante, quelques gouttes chaque fois :

Huile de paraffine....... 60
Naphtol .... ⎫
Thymol .... ⎪ 0,25 de
Phénol .... ⎬ chaque.
Résorcine .... ⎭
Œillet synthétique.. *cinquante gouttes.*

M. S. A.

L'état diathésique nous explique aussi pourquoi les calvities, en général (et la *pelade* elle-même), sont des maladies familiales. Exigeons, des enfants prédisposés, l'entretien très propre du cuir chevelu, qui ne devra jamais s'encrasser. Voici la formule du plus efficace des *shampoings :* on n'a qu'à mélanger ces trois produits à un demi-litre d'eau bouillie chaude, en s'armant d'une brosse douce :

Teinture de savon................ 30
Tétrachlorure de carbone........ 6
Essence de cannelle Ceylan....... 4

M.

Lorsque l'hérédité nous dote de cheveux rares et fragiles, il ne faut pas nous flatter de pouvoir en modifier beaucoup la nature. Tout ce qui est possible, alors, c'est de les conserver longtemps avec leur disposition atrophique héréditaire. Habituellement, dans ces cas, le cuir chevelu est sec; gardons-nous d'augmenter cette sécheresse par les lotions à base d'alcool ou de sublimé, ou même par les savonnages trop fréquents. Une brillantine ainsi composée:

Teinture d'arnica................. 60
— de jaborandi............. 40
Huile de ricin.................... 30
Essence de laurier............... 2

appliquée matin et soir, en petite quantité (après agitation préalable), retardera l'heure de la calvitie, *inévitable* en général.

La chute est fréquente, chez la femme, du fait de la chloro-anémie, du nervosisme, du surmenage sous toutes les formes (et principalement du surmenage mondain), de la grossesse et de la lactation. La chute des cheveux qui succède aux fièvres graves est souvent profuse, mais passagère, et la repousse se trouve facilitée par quelques lotions stimulantes, par exemple l'ammoniaque mélangée avec trois quarts d'alcoolat de Fioraventi. Il faut toujours recommander aux femmes qui perdent ainsi leurs cheveux de supprimer toutes les causes de contusion et de constriction du cuir chevelu (coiffures trop serrées, lourdes postiches, peignes et épingles), et sur-

tout les pratiques de frisure et d'ondulation,
qui tirent forcément sur les racines. Pour
réveiller énergiquement la fonction pilaire,
voici une formule pratique :

Ether de pétrole.............
Vinaigre aromatique.......... parties
Hydrate de chloral........... égales.
Eau phéniquée au 1/100°......

M.

Agitez avant l'usage et frictionnez le cuir
chevelu, tous les deux matins, avec la valeur
d'une cuiller à café de ce mélange, étendue
de deux cuillerées à café d'eau bouillie tiède.

Rien n'est plus nuisible à la texture des cheveux que l'abus des savonnages. Les cheveux
fourchus (c'est-à-dire fendus à leur extrémité)
n'ont souvent pas d'autre cause. Il est si facile
de nettoyer, et même de *dégraisser* la tête sans
la savonner : 20 grammes de borate d'ammoniaque dans un demi-litre de décoction de son,
ou bien deux jaunes d'œufs agités dans trois
quarts de litre d'eau de chaux suppriment,
pour plusieurs jours, crasses et séborrhées les
plus récidivantes.

Dans le cas de trop grande sécheresse du
cuir chevelu, on passe, de temps en temps, un
peu de l'huile suivante :

Huile d'amandes amères......... 100
Naphtol 5
Pilocarpine 1
Acide oléique 2

M. S. A.

Quand le cuir chevelu se desquame en lamelles nacrées et fines, avec démangeaisons et sensibilité névralgique, on applique une pommade avec : 60 grammes de moelle de bœuf, 5 grammes d'huile de bouleau, 2 grammes de soufre précipité et 1 gramme d'essence de verveine (matin et soir), et l'on nettoie, après une semaine de traitement, avec une décoction de bois de Panama, la tête encrassée. Il est rare que le pityriasis (c'est ainsi qu'on nomme les pellicules sèches, du grec *pituron*, son), récidive après ce traitement, surtout si l'on fait prendre, à l'intérieur, pendant un mois environ, de l'arséniate de fer en gouttes ou en pilules.

Il ne faut pas irriter le cuir chevelu sans raison : il est prompt à se venger et à réagir congestivement contre les peignes trop fins et trop durs, les brosses brutales, l'abus du savon, de l'alcool, des ondulations et des frisures. C'est par ces irritations répétées qu'on arrive à l'atrophie précoce du cuir chevelu, avec chutes abondantes et définitives : on ne saurait trop insister sur ces points importants.

Les maladies du système nerveux retentissent, souvent d'une manière désastreuse, sur la chevelure. N'oublions pas, d'ailleurs, que l'évolution du poil a la même origine que celle du système nerveux : c'est pourquoi l'hérédité névropathique et la dégénérescence jouent un si grand rôle dans les maladies du cuir chevelu en général.

Le cheveu *noueux* présente un ou plusieurs renflements, que le microscope nous montre produits par l'éclatement de l'écorce du petit organe et la sortie des cellules pileuses. Les anémiques, les jeunes filles mal formées, les convalescents et les déprimés du système nerveux, les arthritiques et les intoxiqués sont sujets à cette malformation. L'abus du savonnage (qui rend les cheveux cassants, leur fait perdre leur souplesse et ressort) est aussi une cause assez commune de ces nodosités, qu'on a appelées la *trichorrexie* en terme scientifique.

Les cheveux grêles, amincis et raccourcis, avec tendances à la décoloration, à la terneur et à la sécheresse, précèdent la chute définitive et la perte (souvent peu réparable) de ce que l'Apôtre dénommait, à bon droit, « la gloire de la femme ».

Les plus belles chevelures féminines ne dépassent guère un mètre : elles mettent vingt-cinq à trente ans à arriver à cette longueur, pour rester plus ou moins de temps stationnaires, péricliter et mourir... comme toute chose vivante. L'extension par la frisure et l'abus de certaines lotions compromettent les qualités les plus remarquables du cheveu : son élasticité et son hygrométricité. C'est là ce qui cause sa perte le plus habituellement.

Une tête à peu près bien portante perd tous les jours de dix à quarante cheveux; cette perte va jusqu'à la centaine, pendant les premières semaines du printemps et de l'automne. Si l'on songe qu'une belle chevelure de femme compte environ cent mille cheveux, il n'y a guère lieu de s'émouvoir : d'autant plus qu'en l'état de santé et jusqu'à la vieillesse, les cheveux tombés sont, normalement, remplacés par de nouveaux poils, comme il arrive pour la mue des mammifères et des oiseaux. C'est une sorte de rajeunissement des cheveux trop âgés par de plus jeunes.

Chez certaines jeunes filles délicates, on constate parfois une rare exubérance de cheveux, en épaisseur, en nombre et en longueur; ces enfants sont chlorotiques, maigres, tristes, sujettes aux maux de tête et aux troubles digestifs. Il y a fort longtemps déjà que Devergie et Hardy nous ont signalé cette variété d'anémie due au drainage du fer, de la chaux, du manganèse, etc., destinés à alimenter des chevelures aussi touffues. Le sang s'appauvrit, on le comprend, et l'économie se fatigue, par cet accroissement exagéré, qu'il est indispensable de modérer à l'aide des ciseaux. Faute de savoir faire, à temps, le sacrifice, on assiste, plus tard, à l'intrication et au feutrage séborrhéique des cheveux, qui périclitent alors et tombent définitivement, en dépit des traitements les plus énergiques. Toutes les fois, d'ailleurs, que l'on constate la chloro-anémie parallèlement à une anomalie quelconque dans la nutrition du cuir chevelu, il faut prendre à l'intérieur des cachets renfermant les sels qui composent le squelette inorganique du cheveu; j'ai, dans mon *Hygiène de la Beauté*, donné la formule de ces cachets. Il n'est pas rare de voir, sous l'influence de cette médication interne, les cheveux changer de couleur, passant du blond au roux ou du roux au châtain, au fur et à mesure que les globules rouges du sang s'améliorent, comme quantité et comme qualité.

Chez la femme faite, la chute des cheveux est due, la plupart du temps, à la coiffure anti-higiénique qui, en modifiant la direction des cheveux et en tiraillant leurs racines, compromet, irrémédiablement, leur vitalité, les serre, les brise, les coupe, en les tordant à angles brus-

ques, les emprisonne dans des postiches, etc...
Les jeunes personnes qui ne demandent qu'à
conserver leur diadème naturel devront absolument renoncer à ces pratiques. Je leur conseille, une fois par mois, le nettoyage du cuir
chevelu à l'aide de trois jaunes d'œuf battus
dans un demi-litre d'eau de chaux médicinale;
ensuite, elles feront bien de brûler quelques
millimètres de l'extrémité des plus longues
mèches, pratique qui exerce, sur la vigueur de
la pousse, une influence notoirement salutaire
à tous égards.

La vitalité du cheveu dans l'existence est
liée intimement au tempérament, à la constitution, au genre de vie, à l'alimentation, à
l'état du système nerveux, du sang et de la
nutrition générale. L'hérédité et les maladies,
la neurasthénie et le surmenage créent souvent
un terrain favorable pour les affections du
cuir chevelu. D'autre part, l'abus des lotions
aqueuses et des frictions, l'usage des teintures
et des décolorants; les frisures et ondulations,
la compression et le tiraillement des cheveux
par les épingles, les peignes et les postiches;
l'emploi des corps gras irritants, etc., amincissent, atrophient, incurvent, nouent et four-
chent ces délicats organes, qui prennent alors
un aspect grêle, laineux, cassant ou caduc. Il
y a de nombreux degrés dans les souffrances

de la chevelure, depuis l'*alopécie*, chute transitoire et passagère, jusqu'à la calvitie, définitive et totale, qui arrive après quelques années. Mais on peut dire que, presque toujours, la femme est l'artisan de sa calvitie prématurée.

Chez les jeunes femmes nerveuses et anémiques, on constate, comme je l'ai dit, des chutes saisonnières, principalement au printemps et à l'automne : elles sont justiciables de quelques soins d'hygiène, mais surtout d'un traitement général copieusement libellé. Les mauvais états de l'estomac, du foie et surtout de l'intestin, retentissent singulièrement sur le cuir chevelu : fréquemment, j'ai constaté que les cheveux gras étaient liés à l'insuffisance hépatique et ne guérissaient qu'avec elle. C'est là un fait d'observation que je crois utile de vulgariser une fois de plus.

Les jeunes filles surtout devront éviter, dans leur coiffure, les torsions qui coudent et brisent les cheveux, ainsi que les entraves qui les emprisonnent et les privent de l'aération indispensable. Elles ne laisseront jamais leur chevelure mouillée, mais la sècheront à fond, après les soins indispensables. Chaque mois, elles brûleront environ un demi-centimètre des plus grandes mèches, pratique qui donne à la vigueur de la pousse une certaine impulsion. Si les cheveux sont secs, on les oindra avec un peu d'huile d'amandes douces parfumée et additionnée de teinture de cantharides, 2 à 3 0/0. Si les cheveux sont gras, on poudrera, le soir, le cuir chevelu, avec la farine de sarrasin, additionnée de 5 0/0 de salicylate de magnésie, qu'on enlève, à la brosse, le lendemain matin, après une nuit de contact.

Pour entretenir le bon état de la chevelure et enrayer les chutes saisonnières, on usera alternativement de frictions légères, avec un mélange, à parties égales, de teintures de jaborandi, pyrèthre, romarin et guaco; et d'une pommade à base de moelle de bœuf ou de lanoline, teinture de noix vomique, quinine et pilocarpine. Lorsqu'il y a des démangeaisons de la tête, j'administre, à l'intérieur, pendant trois ou quatre semaines, les sels de calcium (lactate ou chlorure) : ce traitement, joint à la pommade précédente, dissipe aussi les névralgies, qui constituent une cause, assez fréquente, de perte prématurée des cheveux, dans la jeunesse de la femme.

Ce qui rend, parfois, interminables les traitements, chez les femmes alopéciques, c'est l'impossibilité de faire couper les cheveux assez court pour permettre aux médicaments d'exercer leur action antiseptique ou modificatrice et de réveiller les fonctions pilaires. Comme on ne saurait sacrifier, même temporairement, l'indispensable ornement de la beauté faciale, il faut, par le secours du temps et par une précision soigneuse dans le traitement, s'efforcer d'obtenir le *maximum* des résultats. On se gardera des préparations qui agglutinent les cheveux et font obstacle à la coiffure; on variera fréquemment les formules, qui épuisent bien vite leur activité; on n'abusera jamais des savonnages, qui rendent les cheveux fragiles et caducs; on évitera l'éther et le pétrole, dangereux à manier et qui, à la longue, enlèvent à l'organe capillaire son vernis protecteur, son brillant et sa souplesse.

Avec des soins et de la patience, on peut enrayer toujours la chute des cheveux, lorsque l'âge de la calvitie sénile n'a pas sonné. Mais il faut savoir qu'un traitement rationnel n'est jamais compatible avec l'emploi des teintures ou des recolorants, dont tant de femmes usent et abusent, au gré de leurs caprices, sans même se préoccuper des dermites graves et des troubles du système nerveux résultant de l'emploi de sels métalliques ou des produits à base d'aniline et autres.

Les pellicules dues à l'eczéma sec du cuir chevelu guérissent par l'application vespérale du mélange suivant, dans les raies et clairières :

Lanoline mentholée............... 60
Huile de cade................... 15
— de bouleau................ 10
Résorcine 5
Turbith minéral................ 4
Essence de gaultheria........... 3

M. S. A.

Le matin, on fait un lavage avec un litre d'infusion chaude de camomille, additionnée de trois cuillerées à café du mélange suivant :

Biborate, hyposulfite, benzoate, salicylate sodiques, parties égales. M. (pulvériser finement).

Les irritations répétées des gencives et des alvéoles dentaires peuvent déterminer, parfois, des plaques de pelade, assez facilement curables, en général, par les badigeonnages locaux de chloroforme iodé et par le traitement des maxillaires malades.

Les cheveux ont besoin d'être, habituellement, aérés et nettoyés fréquemment : mais il faut éviter d'irriter le cuir chevelu par des peignes fins, des brosses dures ou des mixtures caustiques. Il faut aussi que ce dernier conserve un juste milieu entre l'état sec et l'état graisseux, tous deux aussi préjudiciables à la vitalité du cheveu et favorables à sa chute. Quelques gouttes d'huile d'amandes douces stérilisée et additionnée de 1 0/0 de résorcine :

voilà pour l'état sec. Une cuillerée à soupe d'ammoniaque liquide pour trois cuillerées d'eau et une d'eau de Cologne : voilà pour l'état graisseux.

Comme l'a exprimé Sainte-Beuve, avec une vérité un peu prudhommesque :

Sur un front de vingt ans, la chevelure est belle :
Elle est de l'arbre en fleur la grâce naturelle.

Il est donc très important d'éloigner les causes capables de compromettre la valeur de cette toison, ornementale par excellence : humidité trop grande, compressions, torsions, fermentations, irritations et affections microbiennes diverses.

Il faut toujours se méfier des pellicules; quelle que soit leur nature, elles annoncent la dénudation et les clairières prochaines et réclament des traitements appropriés. Les pellicules sèches se trouvent bien des onctions suivantes :

    Brillantine parfumée au jasmin.... 60
    Teinture de jaborandi............ 40
    Oléate d'ammoniaque............ 10
                            M. (agitez).

Les pellicules grasses, de la mixture :

    Teinture de savon................ 60
    Liqueur d'Hoffmann............. 40

Huile de bouleau................ 20
Naphtol   3

M. (agitez).

La vitalité du cuir chevelu s'amoindrit visiblement chez les arthritiques héréditaires et
les névropathes, chez les descendants de rhumatisants, de goutteux, d'herpétiques. Il
importe donc de remédier à ces infériorités
diathésiques par une bonne hygiène générale,
un régime alimentaire approprié et quelques
médicaments, comme le fer, l'arsenic, l'iode, le
phosphore, etc.

Pour éloigner l'élément parasitaire (qui joue
un si grand rôle dans les chutes rebelles et
dans les sécrétions grasses), nous conseillons,
habituellement, les frictions suivantes, qui
apaisent avec promptitude les états congestifs
et les démangeaisons et diminuent les squames
dans une large proportion :

Alcoolat de Fioravanti......... 60
Teinture de savon............ 40
Ammoniaque liquide.......... 30
Hydrate de chloral........... 10
Formaldéhyde 0,50
Essence de géranium........... 1,50

M. (agitez).

Pour frictionner légèrement, matin et soir,
avec une petite brosse douce (les personnes

prédisposées à l'herpès ou à l'eczéma feront bien d'étendre de moitié eau bouillie cette mixture modificatrice).

Plusieurs semaines après la convalescence des graves maladies (et notamment de la fièvre typhoïde), on observe d'abondantes chutes de cheveux, qui n'ont rien de particulièrement grave, puisque la repousse se fait, en général, d'elle-même, complètement, quelques mois après. Il est bon d'activer, toutefois, cette repousse, par quelques frictions avec :

Vinaigre de toilette.............	200
Acétone	100
Teinture de petit grain........	50
Huile de ricin.................	30
Pilocarpine	1

M. (agitez).

Etendre de moitié d'eau.

On devra aussi stériliser les peignes et brosses ayant servi aux malades, en se servant d'un litre d'eau oxygénée à 10 volumes, additionnée d'un gramme de sublimé : il y a encore plus de sécurité à laisser tremper, pendant une heure, les ustensiles suspects dans cette solution antiseptique par excellence.

En thèse générale, c'est surtout l'état gras du cuir chevelu qui préoccupe nos lectrices, non seulement à cause de la chute, qui accompagne cet état, mais parce que les mèches, accolées

et aplaties, ne se prêtent ni aux ondulations,
ni aux coiffures vaporeuses, principalement en
été et en automne. Aux savonnages et aux frictions dégraissantes, il est souvent utile, alors,
d'ajouter des poudrages du cuir chevelu. Voici
une formule de poudre :

Talc de Venise	40
Amidon de riz	30
Biborate sodique	20
Chlorure d'ammonium	3
Benjoin porphyrisé	2

M. S. A.

Obtenir une poudre fine, que l'on emploie, à
sec, sur des raies préalables. Pour les savonnages, je conseille un mélange *mou* d'eau de
roses, poudre de savon de Marseille, baume du
Pérou, coaltar et benzoate d'ammoniaque, dont
on délaiera gros comme une noisette dans un
verre d'eau chaude.

L'exagération d'activité des glandes sébacées
produit les cheveux graisseux, collants, à odeur
rance et fertiles en colonies microbiennes; les
troubles les plus graves de nutrition du bulbe
pileux font alors cortège à cette « séborrhée »,
qui s'accompagne souvent de larges pellicules
grasses, entravant le fonctionnement des glandes pilifères. Il faut laver, dans ce cas, la tête,
tous les deux jours, avec un litre d'infusion

chaude de menthe poivrée, à laquelle on ajoute
deux cuillerées à soupe d'eau-de-vie de lavande
et deux cuillerées à café d'alcali volatil. Le
jour intermédiaire, on frictionne le cuir chevelu avec un verre à bordeaux d'eau chaude,
additionnée de 20 gouttes de sulfure de potassium liquide. En même temps, on actionne la
fonction gastro-hépatique, par le moyen des
alcalins, des benzoates et des salicylates, du
boldo, du fiel de bœuf et parfois même du
calomel : j'ai établi, depuis plus de vingt ans,
les relations étroites de la séborrhée avec
l'insuffisance biliaire dans les deux sexes.

La séborrhée grasse du cuir chevelu se reconnaît à ses épaisses pellicules jaunes, tachant le
papier de soie et entraînant la chute des cheveux, chute habituellement suivie, d'abord, de
repousse normale. Mais, peu à peu, continuent
à tomber les cheveux les plus vigoureux, laissant la place à un duvet grêle et incapable de
s'organiser à l'état de poils adultes. Il importe
de modifier d'abord le fonctionnement défectueux des glandes sébacées, par les préparations d'iode et d'arsenic, qui sont les meilleures
à cet égard : parallèlement, on agit sur le foie,
à l'aide de lavements de saponaire, additionnés
de benzoate et de salicylate de soude. Quant
au traitement local, il consiste dans des net-
toyages, une fois par semaine, avec le coaltar

saponifié, une cuillerée à soupe pour un demi-
litre d'infusion chaude de fleur de sureau;
matin et soir, on frictionne doucement, avec
le mélange suivant, le cuir chevelu dans son
ensemble :

Alcoolé de romarin	200
Liqueur de goudron	100
Teinture de capsicum	50
Baume du Pérou	20
Résorcine	10
Mono-sulfure de potassium	5

M. (agitez).

Lorsque la chute des cheveux semble due à
une exagération des sécrétions sébacées, la
méthode suivante nous a toujours paru efficace, en quelques semaines, à condition que le
mal soit de date vraiment récente. On commence par une bonne friction, faite avec un
mélange d'eau chaude et de teinture de savon
médicinal. On passe, ensuite, sur les raies du
cuir chevelu, quelques gouttes d'une brillantine antiseptique ainsi composée :

Alcoolé de lavande	50
Alcoolé de menthe	40
Huile antique	10
Acide phénique pur	2
Cyanure de mercure	0,05

M. (agitez avant usage).

et l'on sèche ensuite les cheveux humides, en

les repassant, entre deux serviettes-éponges,
à l'aide d'un fer chaud de blanchisseuse.

Il faut répéter intégralement ce traitement,
matin et soir, pendant huit jours. Puis, on le
pratique le soir seulement, pendant quinze
jours; puis, tous les deux soirs, pendant un
mois; tous les trois soirs pendant deux mois
et une fois par semaine pendant six mois.
Pour que la médication locale soit plus efficace, il est indispensable de diviser la chevelure en plusieurs tresses, que l'on maintient
fixes à la nuque, afin qu'elles ne s'entremêlent
point.

Lorsque le cuir chevelu est très gras, j'aime
à remplacer la précédente friction par une
lotion composée de 100 grammes d'eau de
roses, 10 de teinture de cantharides, 5 d'hydrate de chloral et 2 d'essence de reine-des-
prés. S'il y a de larges pellicules, on pratiquera
quelques onctions avec un mélange à parties
égales, de moelle de bœuf, soufre lavé, baume
du Pérou et benzoate d'ammoniaque. En cas
d'eczéma sec ou de pityriasis (pellicules très
fines, très sèches et très blanches (1) les pommades au goudron (ou mieux à l'huile de cade
désodorisée) rendent de réels services curatifs.
On peut ajouter à ces compositions 2 ou 3

____

(1) État qui succède assez souvent à la séborrhée,
momentanément enrayée par le traitement.

pour 100 de turbith minéral. Mais, en général, répétons encore une fois que l'alopécie dominante, dans le beau sexe, est celle qui coïncide avec un état gras ou huileux du cuir chevelu (*séborrhée*). Le mal éclate ordinairement au moment où commencent les grandes chaleurs et ce sont toujours les cheveux les plus longs qui commencent à tomber, comme s'ils perdaient en vitalité ce qu'ils ont gagné en longueur!

La femme adulte nous questionne, bien souvent, pour le meilleur traitement des pellicules sèches. Le voici :

De deux jours l'un, on lotionne la tête, raie par raie, avec un peu d'ouate hydrophile imbibée du mélange :

Eau de laurier-cerise	100
Eau de roses	50
Chlorate de potasse	10
Perborate de soude	6
Teinture de santal	3
Huile essentielle de cèdre	2

M. (agitez).

Le jour intermédiaire, on frictionne chaque raie avec gros comme un grain de blé de :

Lanoline mentholée	40
Éther acétique	4
Formaldéhyde	0,60
Héliotropine	0,50

M.

De préférence, la lotion doit être appliquée le matin et la pommade le soir.

Pour vivifier le bulbe et suractiver les mutations indispensables (pratique de rigueur, lorsque les cheveux tombent sans cause connue, chute qui arrive assez souvent à la femme après la trentaine), il ne faut pas employer les formules précédentes, mais des lotions avec : liqueur de Van Swieten, pétrovaseline, vinaigre antiseptique, teintures d'arnica, capsicum, lavande, quinine et pilocarpine (parties égales). Agitez avant usage. Appliquez, matin et soir, sur les raies ou clairières.

Les démangeaisons se traitent par des lotions avec ce mélange : eau de roses, 100; coaltar saponifié, 10; hydrate de chloral, 2. Lorsque les cheveux sont cassants et caducs, on ajoute l'emploi intermittent d'une pommade à base de pétroléine, quinine, résorcine et cantharide. Les vieilles formules de pommades à base de moelle de bœuf et de goudron ou d'huile de cade sont aussi fort efficaces dans certains cas de *pityriasis;* malheureusement, leur odeur pénible et tenace oblige à les abandonner. Je leur préfère, pour ma part, la pommade au turbith minéral (additionnée d'huile de bouleau blanc et d'essence de santal), qui possède l'agréable senteur du cuir de Russie, lorsqu'elle est bien préparée. Il faut toujours effectuer, avec ces pommades, une sorte de massage du cuir chevelu, principalement dans les raies ou dans les clairières, s'il en existe. Je me suis bien trouvé aussi, dans certains cas, de l'emploi du tétrachlorure de carbone, incorporé à la vaseline dans la proportion de 5 0/0.

Ce n'est que par des soins journaliers, précis et attentifs, que l'on peut enlever, d'une chevelure féminine, les substances adhérentes et fermentescibles, ou (pour compléter ce travail de nettoyage mécanique forcément imparfait) neutraliser chimiquement les funestes effets des microbes et des toxines sur le cuir chevelu. Car on affirme que la plupart des alopécies (chutes de cheveux), relèvent d'origines infectieuses. Mais cela est plus facile à dire qu'à prouver : et même, la preuve étant faite, comment atteindre l'agent septique, dissimulé dans ses repaires et larvé dans ses manifestations? La multiplicité des formules dirigées contre la chute des cheveux est peut-être l'indice le plus évident de notre misère curative réelle. Lorsqu'un mal est bien réellement guérissable, on ne s'adresse pas à tous les saints de la thérapeutique : une ou deux méthodes bien simples, et nous triomphons! Dans la pratique journalière, l'opulence apparente de nos ressources masque, habituelle-

ment, l'indigence trop certaine des vrais
remèdes, c'est-à-dire de *ceux qui guérissent.*

Maintenant, on peut me demander :

Quels sont les signes de guérison des alopécies, indiquant la cessation possible ou, tout
au moins, la modification des traitements
actifs? D'abord, la chute s'arrête presque complètement; on assiste à la suppression des pellicules et des squames; les sécrétions huileuses
ou grasses (les plus rebelles de toutes) se taris-
sent, pendant que les cheveux demeurés per-
sistants récupèrent leur brillant, leur souplesse,
leur élasticité. Enfin, de nouvelles recrues capillaires prennent la place des cheveux amincis, fourchus, friables et sans racines, éliminés
rapidement, pour le grand profit futur de la
chevelure nouvelle. Je dirai même que bon
nombre de nos traitements rendent autant de
services en déblayant le terrain (c'est-à-dire en
activant la disparition des cheveux con-
damnés), qu'en stimulant, outre mesure, la
repousse des poils follets. A propos de cette
dernière, voici ma meilleure formule de pommade excitante :

Beurre de muscade............	60
Huile de ricin................	30
Baume du Pérou.............	15
Soufre lavé..................	10
Bromhydrate de quinine......	3

Chlorhydrate de pilocarpine.. 1
Essence de romarin.......... 25 gouttes

M.

(En frictions vespérales sur le cuir chevelu).

Ainsi, d'ailleurs, que je l'ai dit plus haut, l'arthritisme et surtout l'état précaire du système nerveux jouent un rôle considérable dans l'éternisation des alopécies féminines. C'est pourquoi les spécialistes qui ne visent que l'état local et négligent tout traitement constitutionnel rencontrent assez peu de succès, dans leur pratique trop incomplète : de là, le scepticisme qui les envahit et qui s'exhale, trop souvent, dans leurs écrits. L'iode, l'arsenic, le phosphore, le brôme, la valériane, les alcalins et les martiaux (habilement maniés) guérissent, à mon avis, plus de têtes chauves que les lotions et pommades les mieux libellées. Encore faut-il ne pas attendre la confirmation de l'alopécie et demeurer, lorsqu'il s'agit d'une femme de quarante ans et plus, sur une sage réserve pronostique.

Chose curieuse, à notre époque où tout est aux microbes et au parasitisme, la pelade elle-même, fut dépossédée, graduellement, de toute suspicion contagieuse, au point d'être, aujourd'hui, unanimement envisagée comme une affection locale du système nerveux, due à la faiblesse musculo-cutanée, aux troubles et altérations secrétoires des glandes, à la déminéralisation du sol chevelu... Précédée d'un léger prurit, la pelade se manifeste par des plaques rondes siégeant, le plus souvent, à la nuque ou derrière les oreilles. Ces plaques envahissent une région limitée, en la dépilant peu à peu, séchant et chagrinant l'épiderme, qui paraît comme engorgé de graisse. Les cheveux, au pourtour, s'amincissent, se brisent et se décolorent. Il existe une forme de pelade foudroyante et incurable, en dépit de tous les traitements, et une autre forme, lente et bénigne, qui, par la médication souvent la plus simple, voit ses plaques se recouvrir, en moins de quinze jours, d'un duvet lanugineux. Entre ces extrêmes, combien de formes intermédiaires! La jeunesse, les émotions, le surmenage, sont les causes habituelles de la pelade, qui réclame ordinairement un traitement général du système nerveux. Localement, je conseille, trois fois par jour, une friction avec la valeur d'une cuiller à café du mélange suivant, à parties égales : alcool camphré, alcoolé de Fioravanti, teinture de jaborandi, teinture d'arnica, teinture de noix vomique et salol, mélange alcoolique que l'on coupe d'eau à volonté, s'il est trop irritant. Car la peau et le cuir chevelu présentent, comme sensibilité, d'innombrables variations.

Lorsqu'il y a exagération de sécrétions et transpiration excessive du cuir chevelu, on emploiera, *matin et soir*, en lotions, trois fois au moins par semaine, une cuillerée à café du mélange suivant, pour un verre de décoction chaude de bois de Panama :

```
Liqueur d'Hoffmann.........  125
Biborate sodique...........    6
Huile essentielle de cèdre....  4
Hydrate de chloral.........     2
Polysulfure potassique liquide  1
                                   M.
```

Tous les soirs des autres jours, on poudrera le cuir chevelu (en le frictionnant) avec :

```
Farine de sarrasin.........  300
Magnésie calcinée...........  20
Soufre lavé.................   15
Salicylate de bismuth........  10
                                  M.
```

Tels sont les cas pour lesquels on nous consulte le plus couramment : je les ai schématisés à dessein, pour le profit pratique de mes lectrices.

Insistons, en terminant, sur les dangers de certaines teintures qui amènent des érythèmes sérieux de la face, avec gonflement des paupières et engorgement des glandes, véritables empoisonnements du sang, accompagnés parfois d'albuminurie. C'est principalement la paraphénylène-diamine qui doit être incriminée dans ces cas. Une particularité des plus curieuses, c'est que, si la personne atteinte persiste, après guérison, à vouloir faire usage de teintures, les éruptions surgissent de nouveau, plus graves et plus tenaces : on croirait qu'une première atteinte laisse l'organisme prédisposé davantage à l'intoxication. C'est pourquoi vous me voyez si rarement conseiller des teintures : c'est trop de risques de santé pour un résultat de beauté souvent contestable.

La meilleure des teintures ne vaut pas grand'chose. Elle nous fait porter, comme le disait un ancien, le *mensonge sur la tête*. De plus, bien des maux de têtes rebelles, bien des troubles nerveux inexplicables sont dus à l'usage des teintures.

Il faut toujours se méfier de celles dont on ne connaît pas la composition. Celles à base d'aniline sont notamment coupables de nombreux accidents locaux (analogues aux brûlures graves et aux érysipèles). Le danger est grand surtout pour les personnes dont la peau est vulnérable et disposée aux éruptions. Le nitrate d'argent est presque toujours inoffensif. Après avoir savonné, dégraissé à l'éther et bien séché la chevelure, pour éviter les taches, on enfile de vieux gants et l'on passe, au peigne ou à la brosse, la solution suivante, flacon n° 1 :

Eau de rose................ 100
Nitrate d'argent cristallisé... 8

M.

Immédiatement après, à l'aide d'une petite éponge fine, on passe la solution du flacon n° 2, destinée à la réduction du sel d'argent :

Eau de roses 100
Sulfure d'ammonium........ 15

M.

On laisse sécher dix minutes, on lave à l'eau tiède et l'on passe encore un peu d'eau de Cologne pour terminer.

On obtient une couleur châtain-palissandre avec la teinture suivante (un seul flacon) :

Eau de laurier-cerise........ 175
Acide pyrogallique.......... 2
Chlorure de cuivre.......... 4
Acide nitrique fumant...... 5 gouttes

M. S. A.

Les moins nuisibles d'entre les teintures sont celles à base végétale. Malheureusement, elles sont loin de fournir toutes les teintes. Le *henné* a été utilisé, de toute antiquité, pour colorer les cheveux en blond doré ou en rouge cuivré, suivant les doses : reflets de l'enfer, disait saint Jérôme.

Voici encore une formule de teinture brune inoffensive :

Eau de roses.................	150
Alcoolature de brou de noix..	50
Acide pyrogallique..........	5
Essence de géranium........	15 gouttes

J'ai donné à cette formule usuelle le surnom de *chasse-neige :* car ce n'est pas une teinture proprement dite, c'est une lotion pour « raccord ».

Comment obtenir avec le henné la teinte châtain ? On applique une heure le cataplasme : la chevelure étant bien rouge, on la poudre d'indigo et on la soumet, une demi-heure, à l'action de la vapeur d'eau.

On donne aux cheveux cendrés des reflets blond-doré en les humectant tous les deux jours avec ce mélange :

Eau de laurier-cerise.........	200
Eau sédative du Codex......	25
Alcoolé de cannelle..........	10

M.

Cette formule est bien préférable à l'eau oxygénée, qui désorganise la texture capillaire et rend les cheveux très cassants.

La Vieillesse

Chez la femme, le retour d'âge ou ménopause est une époque de troubles organiques plus ou moins accentués : ces troubles sont dus à la rupture d'équilibre qui succède à la cessation d'un flux sanguin habituel, représentatif d'une fonction féminine primordiale. C'est, habituellement, entre quarante-cinq et cinquante ans que se produit la ménopause : mais elle peut être beaucoup plus précoce, sans parler, bien entendu, de celle qui suit les opérations mutilantes sur l'abdomen. Les opérées de cet ordre présentent des troubles nerveux intenses et souvent inquiétants, parce que le bistouri du chirurgien a tranché des organes en pleine activité. Au contraire, les femmes frappées de ménopause en pleine santé, sont ordinairement habituées, de longue date, à des irrégularités et à des insuffisances de la part de leur appareil spécial, frappé de torpidité ou de développement insuffisant. Il suffit, dans ces cas, d'une émotion, d'une peur, d'un refroidissement, pour mettre fin à une fonction qui ne demandait qu'à s'interrompre. La femme, à l'âge critique, se plaint, fréquemment, d'insomnies, de douleurs nocturnes, de fourmillements pénibles dans les membres, de secousses douloureuses dans la colonne vertébrale, de mal de tête sourd, mais continu et rebelle. Elle présente parfois une vulnérabilité psychique inquiétante, avec idées noires, mélancolie, moral désemparé. Tous ces troubles ne sont tenaces et accentués que faute d'instituer un régime de vie convenable.

L'hygiène de l'âge critique consiste en un menu alimentaire adoucissant, peu animalisé, lacto-végétarien, sans alcool, ni vin pur. On assurera la liberté complète de l'intestin par quelques laxatifs (salins de préférence) : sel de seignette ou de Carlsbad, alternés avec les lavements. Le bon fonctionnement de la peau s'obtiendra par les frictions à l'alcoolé de lavande et les bains salés fréquents. L'exercice régulier au grand air, et même la bicyclette ou l'automobile (mais toujours avec le soutien d'une bonne ceinture abdominale) stimuleront la fonction respiratoire et les oxydations intra-organiques. C'est ainsi que nous rétablirons l'équilibre nutritif détruit; c'est ainsi que nous dissiperons les malaises de cette infernale période de la vie féminine, trop souvent orientée d'une manière fâcheuse vers les plus graves complications.

On préviendra les hémorragies par les potions au chlorure de calcium et les gouttes hamamelis, hydrastis et ergot. S'il existe des palpitations, on les combattra par les bromures, le strophantus, l'extrait d'ovaire. Contre les poussées congestives, bouffées de chaleur, transpirations profuses, etc., les bains chauds à 40° centigrades, les bains de pieds sinapisés, les ventouses au niveau des reins, les purgations salines, réussissent ordinairement.

Il faut aussi instituer un traitement moral. L'âge crépusculaire entraîne toujours certains désordres psychiques qui nécessitent de bienfaisantes suggestions et parfois même l'isolement avec rééducation de la volonté. Pour doubler avec succès le cap de la ménopause, il faut lutter presque toujours contre un état de neurasthénie spéciale, avec maux de tête, insomnies, tristesse, mélancolie, dépression des forces, régression de la vitalité, impressionnabilité nerveuse à l'orage organique, humeur changeante et capricieuse, disposition aux scrupules, au mysticisme, à la jalousie, à la médisance. L'entourage doit user d'indulgence ou d'affection pour lutter contre les angoisses et les chimères d'une imagination maladive. Une vie active et occupée (mais non mondaine), le séjour prolongé à la campagne, les voyages, l'hydrothérapie et l'électricité (bains statiques et courants de haute fréquence), rendent alors de grands services, surtout chez les femmes qui sont entachées d'arthritisme et prédisposées à l'artério-sclérose, aux calculs, à l'entérite, au rhumatisme noueux et déformant, à l'obésité.

J'insisterai aussi, en terminant, sur l'hygiène du vêtement. Pour flatter la coquetterie (qui réclame toujours ses droits) et restituer à l'automne féminin quelques-unes des grâces du printemps, on a le tort de laisser la femme de quarante-cinq ans s'habiller comme à trente ans. Que dis-je? On l'encourage dans cette voie funeste. Or, à l'âge critique, il faut (comme je l'ai dit dans mon *Hygiène de la beauté*), des vêtements peu serrés. Les corsets à la mode et les vêtements, actuellement trop entravés, de la jeune femme (nuisibles, du reste, à celle-ci) deviennent tout à fait hostiles à la femme mûre. On doit aussi éviter à cette dernière la chaleur des poêles, l'air confiné et surchauffé

des bals, des théâtres et des réunions mondaines, ainsi que la trop fréquente sujétion des
dîners en ville.

On se plaint de la vieillesse : mais, c'est
encore, comme disait le bon Auber, le seul
moyen que l'on ait trouvé pour vivre. Ce que
l'on peut faire de mieux, c'est de *durer*
(Gœthe) : mais prolonger, le plus tard possible, un état de jeunesse relative constitue un
idéal supérieur.

Pour ne pas vieillir, gardons-nous d'entretenir en nous la pensée d'un âge avancé et
la crainte de la mort. La jeunesse est, bien
souvent, un *état d'âme*, comme la vieillesse.
Clarke cite le cas d'une dame qui, s'imaginant
être vieille à cinquante ans, se retira de toute
manifestation active : bientôt, elle commença à
marcher lentement, à trébucher, à se courber
et à peser un tiers de plus que son âge. N'imitons pas cette fâcheuse auto-suggestion, ou,
plutôt, pratiquons-là en sens opposé : prolongeons nos illusions juvéniles, en entretenant
notre sociabilité, en nous rendant activement
utiles et agréables à notre entourage ; cherchons à bannir toute inquiétude de faiblesse.
Celui qui se retire de la vie avec l'impression
qu'il n'est plus bon à rien, fait le premier pas
vers le cimetière et assemble, comme le dit
Carlyle, les planches de son cercueil. Le tra-

vail n'éloigne-t-il pas de nous mille intempé-
ries, mille causes morbides ? N'est-ce pas le
plus puissant tonique de notre résistance
vitale?

D'après les statistiques, la femme a beaucoup plus de chances de durée que l'homme :
c'est ainsi que, pour huit Baucis entendant
sonner leur centième année, il n'y a qu'un seul
Philémon. Certaines compagnies d'assurances
réclament pour les rentes viagères une prime
plus élevée à la femme : lorsque celle - ci a
franchi l'âge critique et doublé ce cap des tempêtes, elle est, effectivement, beaucoup plus
certaine que l'homme de la longévité.

C'est un triste moment, pour la femme, lorsqu'elle passe au rang des vieilles dames. Pour
conserver, le plus longtemps possible, les
apparences d'une maturité juvénile et le
charme expressif d'un physique point trop
détérioré, il faut faire, constamment, appel
à l'hygiène : un bon régime alimentaire, sobre
et réglé, les bains tièdes, la liberté constante
du tube digestif, entretiennent l'agilité et la
jeunesse du corps, tandis que l'excès des aliments et des boissons, la négligence des soins
de la peau et de l'intestin, l'existence calfeu-
trée et sédentaire, entraînent une vieillesse
prématurée. Quant aux vertus morales qui
conservent la jeunesse, ce sont, par ordre

d'importance : la bonté, le courage, l'humeur égale, la générosité, la tolérance, l'activité. Rien ne vieillit comme la haine; rien ne ride comme l'envie; rien ne ravage comme l'inquiétude et l'absence d'espoir...

La sénilité précoce reconnaît des causes multiples, dont l'hérédité et les fautes contre l'hygiène nous représentent les principales.

Chez la femme, la vieillesse prématurée s'annonce par la suppression des époques, l'état sec, ridé et écailleux de la peau, son refroidissement facile, la chute des dents, des cheveux, des sourcils, le mauvais sommeil nocturne, avec envie de dormir pendant la journée; les douleurs vagues, la nutrition languissante, la faiblesse des réactions en général, la marche pénible, les muscles flasques. Du côté moral, le caractère devient irritable et égoïste, les instincts affectifs s'affaiblissent, la mémoire diminue, celle des faits aussi bien que celle des noms (rabâchage).

Pour mettre un frein à la vieillesse, il faut, comme je l'ai dit plus haut, s'efforcer de conserver, d'abord, une humeur égale, une confiance sereine dans l'avenir; continuer à s'intéresser à tout et entretenir gaîment son activité intellectuelle, ses facultés, sa conscience d'être toujours utile. Voyez les vieillards très occupés : ne se distinguent-ils pas tous, par une fraîcheur physico-mentale presque juvénile? Par le travail, ils échappent à la caducité et entretiennent leur économie jusqu'au terminus du ruban vital. C'est souvent par les artères que nous vieillissons : pour les empêcher de s'encroûter, il importe de diminuer l'apport des sels calcaires à la masse sanguine, en réduisant, dans l'alimentation, le pain, le mouton, le bœuf; en y introduisant la pomme de terre bouillie, le poisson, le poulet, l'agneau, ainsi que les fruits et les légumes verts. Comme boisson, je recommande l'eau distillée, additionnée, par litre, de 10 gouttes d'acide chlorhydrique et 10 d'acide phosphorique. Enfin, les courants de haute fréquence sont précieux pour abaisser la tension artérielle, relever l'énergie, améliorer l'aptitude à la marche et l'activité en général.

L'hygiène physique conserve la jeunesse. Un exercice modéré en plein air, de légers massages, matin et soir, des frictions, des bains et des douches tièdes, un bon sommeil, le nettoyage régulier de l'intestin retardent la décrépitude et facilitent les échanges vitaux. Les personnes qui semblent garder une jeunesse éternelle n'ont pas d'autres secrets. En luttant contre la diminution de l'activité, on évite l'oisiveté et l'inaction, *ces mauvaises bêtes* dont parle Mme de Sévigné, engendrant, elles-mêmes, l'ennui et la tristesse qui nous vieillissent.

Parmi les médicaments que la médecine moderne a mis au premier rang de la macrobiotique, il ne faut pas négliger l'emploi de la strychnine, cet incitant vital qui n'est comparable qu'à l'électricité. Par la strychnine, bien employée, on empêche la faiblesse de l'estomac et de l'intestin, la dépression du système nerveux et de la moelle, l'atonie du cœur et de la circulation, la congestibilité des bronches.

On se trouvera bien avisé de prendre, tous les quatre à cinq jours, un bain carbo-gazeux, dont voici la meilleure formule :

Amidon	125	grammes
Bicarbonate de soude.....	100	—
Acide tartrique	80	—
Extrait de violette........	30	gouttes
Essence d'ylang-ylang.....	20	—

Verser le tout dans l'eau du bain (pour 200 litres à 37° centigr.).

Pour raffermir les chairs, voici une autre formule :

Vinaigre fort.....................	
Teinture de benjoin	àà 200 grammes
— de roses rouges........	

M. S. A.

pour verser dans l'eau d'un bain.

Comme tonique à conseiller contre les rides et bajoues, voici une excellente formule :

Eau de menthe poivrée.........	250
Sulfate de cuivre ammon........	5
Alcoolé de néroli...........	10
Glycérine redist...............	4

M.

à appliquer, matin et soir, avec l'ouate hydrophile (laisser sécher).

Contre les vergetures, je conseille un mélange de parties égales : teintures de benjoin, d'aloès et de chanvre indien, alcool camphré, extrait de belladone et acide citrique.

Dans les cas rebelles, massages avec la pommade suivante :

Lanoline	60
Teint. d'ignatia..................	15
— de fèves de Calábar.......	10
Chlorhydrate de quinine.........	8
Ep. de wintergreen.............	8

M.

Enfin, voici la meilleure méthode pour triompher du *prurigo senilis :*

Ajouter à l'eau d'un bain 500 grammes de liqueur de Labarraque, 250 grammes d'amidon et 250 grammes de gélatine, et rester quarante minutes dans ce bain chloro-gélatino-amidonné. Les démangeaisons cessent après le premier bain, et l'éruption disparaît après deux ou trois semblables.

TABLE DES MATIÈRES

Troisième Causerie

Quatrième Causerie

Cinquième Causerie

Sixième Causerie

Douzième Causerie

Treizième Causerie

Quatorzième Causerie

Dix-septième Causerie

Vingt-sixième Causerie

Vingt-septième Causerie

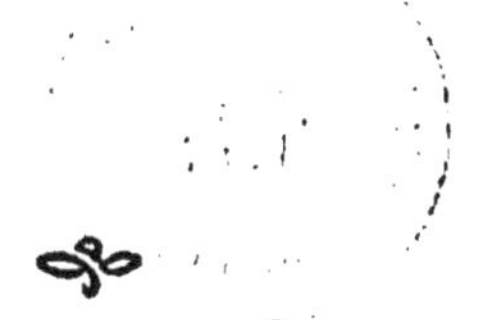

AVIS AUX LECTEURS

Sous forme de causeries familières, ce petit volume cherche à exprimer les observations pratiques d'une carrière médicale de trente-six ans. Il complète et corrobore les autres ouvrages de l'auteur sur ce sujet de prédilection. Le but poursuivi est d'être utile aux intéressés, qui cherchent, suivant leur mission, à plaire le plus possible et à se bien porter. Les médecins praticiens auront aussi profit à lire et à étudier ces pages, qui vivent surtout par la clinique.

Dr E. M.

PARIS
Imprimerie GAMBART et Cⁱᵉ
52, Avenue du Maine

9 782013 601184